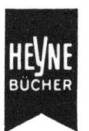

Ulrich Rückert

HOMÖO-PRESSUR

Gesund durch Akupressur und homöopathische Mittel

Originalausgabe

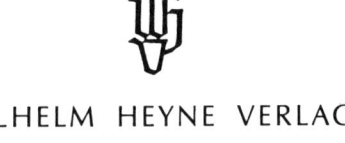

WILHELM HEYNE VERLAG
MÜNCHEN

HEYNE RATGEBER
08 / 9163

Copyright © 1988 by Wilhelm Heyne Verlag GmbH & Co. KG, München
Printed in Germany 1988
Umschlaggestaltung: Atelier Ingrid Schütz, München
Umschlag- und Innenzeichnungen: Antje Rabausch-Keibel
Satz: VerlagsSatz Kort GmbH, München
Druck und Bindung: RMO, München

ISBN 3-453-02722-1

Inhaltsverzeichnis

Einführung

Homöopressur – schon vor hundert Jahren!

Ein wenig verschämt zog die hübsche Hausmagd Gertrud Reimers den Ärmel ihrer blau-weißen Bluse hoch und streckte dem Doktor ihren Arm entgegen. »Es juckt fürchterlich und sieht aus wie eine ansteckende Krankheit«, sagte sie mit ängstlicher Stimme. Ihre Haut war vom Handgelenk an bis über den Ellbogen hinaus mit häßlichen roten Pusteln übersät. »Ich glaube eher, daß Sie auf irgend etwas im Haushalt überempfindlich reagieren«, sagte der Arzt. Dann schrieb er homöopathische Tropfen auf, reichte seiner Patientin das Rezept und deutete mit dem Finger auf eine Stelle unterhalb ihres Halses. »Nehmen Sie bis zu fünfmal täglich sieben Tropfen dieser Arznei – und drükken Sie mindestens dreimal für je 15 Sekunden lang auf diesen Punkt.«

Das junge Mädchen sah ihn verständnislos an. »Es gibt ein paar hundert Punkte auf dem Körper, die eine Beziehung zu ganz bestimmten Erkrankungen haben«, erklärte ihr der Arzt. »Der Druck auf diesen hier«, und er zeigte wieder auf die gleiche Stelle, »heilt Ihre Haut.«

Diese Szene mag sich so vor gerade einhundert Jahren abgespielt haben. Damals, 1886, veröffentlichte der homöopathische Arzt DR. AUGUST WEIHE aus Herford seine erste Arbeit über die Beziehung von genau lokalisierten Punkten auf der Körperoberfläche und ganz bestimmten Erkrankungen. Von der fernöstlichen Akupunktur hatte Dr. Weihe gewiß nie etwas gehört. Aber heute wissen wir, daß mindestens 100 der von ihm entdeckten ›Weihe-

11

schen Druckpunkte‹ exakt mit den traditionellen Aku-
punkturpunkten übereinstimmen.

Mit der Stimulation eines Akupunkturpunktes, der sogenannten Akupressur, heilen chinesische Ärzte schon seit
Jahrtausenden. Aus der Kombination *Homöo*pathie und
Aku*pressur* ist die Homöopressur geworden, eine ungefährliche und nebenwirkungsfreie Selbstbehandlungsme-
thode.

Ursprung der Akupressur

Nehmen wir an, Sie haben sich einmal am Kopf gestoßen
oder das Knie geprellt. Was ist wohl Ihre erste Reaktion?
Sobald durch Stoß oder Druck an irgendeiner Körperstelle
ein plötzlicher Schmerz entsteht, legt man doch unwillkür-
lich den Finger oder die Hand darauf. Um sich Linderung
zu verschaffen, reibt oder streichelt man auch über die
geprellte Stelle. Hier liegt der Ursprung der Akupressur.

Aus der chinesischen Medizin wissen wir, daß ganz
bestimmte Punkte auf der Körperoberfläche mit den inneren Organen, aber auch mit weit entlegenen Körperteilen
durch unsichtbare Ströme miteinander in Verbindung stehen. Ein Ärzteteam aus Vlotho (Nordrhein-Westfalen) hat
erst kürzlich wieder von solchen Zusammenhängen berich-
tet. Sie behandelten einen Patienten, der seit einem dreiviertel Jahr an starken Schulter-Arm-Beschwerden litt, die
zu einer erheblichen Bewegungseinschränkung führten.
Der Mann klagte so nebenbei über zwei druckschmerzhaf-
te Punkte am Schienbein. Als die Ärzte dort nur wenige
Tropfen eines Heilbetäubungsmittels spritzten, ver-
schwanden die Schulterschmerzen, und der Mann konnte
den Arm augenblicklich wieder bewegen.

Dieser Fall zeigt uns zum einen, daß es eine ›Fernverbin-
dung‹ vom Knie zur Schulter geben muß; zum anderen
macht er deutlich, daß bei krankhaften Störungen im
Organismus immer irgendwelche Punkte auf der Körperoberfläche durckschmerzhaft reagieren.

Drücken oder Reiben?

Wenn Sie die Homöopressur richtig ausführen wollen, müssen Sie die verschiedenen Techniken kennen, mit denen man die jeder Erkrankung zugeordneten Punkte auf der Hautoberfläche stimulieren kann. Das ›Drücken‹ ist dabei die wichtigste Variante. Es wird entweder mit dem Daumen oder dem Zeigefinger ausgeführt. Drücken Sie immer mit der Finger- oder Daumenkuppe, niemals mit dem Nagel (der zurückgeschnitten werden sollte, um Verletzungen zu vermeiden). Mit dem Handballen übt man bei der ›Reibetechnik‹ mehr oder weniger starken Druck aus: sie findet Anwendung, wenn man einen größeren Hautbezirk stimulieren will. Man kann bestimmte Hautareale auch ›schieben‹ und ›ziehen‹, ›kneifen‹ oder ›punktieren‹, etwa mit dem stumpfen Ende eines Bleistiftes.

Denken Sie aber bitte daran: Wenn Sie eine Akupressur ausüben, sollten Sie nicht so fest drücken, daß es weh tut. Drücken Sie gelinde. In diesem Wort steckt ja der Begriff ›lindern‹ – und das ist es, was wir erreichen wollen.

Homöopathie in der Diskussion

Der junge sächsische Arzt DR. SAMUEL HAHNEMANN hat vor gut 180 Jahren die damalige Medizin zumindest in Europa fast ins Wanken gebracht. Er war es überdrüssig geworden, seine Patienten mit drastischen Einläufen, dauernden Aderlässen und hochgiftigen Substanzen zu traktieren. Viele der bedauernswerten Kranken wurden davon noch viel hinfälliger, nicht wenige starben an den Folgen der oft haarsträubenden Kuriermethoden. Hahnemann entwickelte die Homöopathie – ein Heilverfahren, bei dem es keine Nebenwirkungen gab!

Wie umstritten die Homöopathie heute immer noch ist, zeigen jüngste Berichte. In Berlin will die Ärztekammer die Zusatzbezeichnung ›Homöopathie‹, die ein Mediziner nach entsprechender Ausbildung auf dem Praxisschild führen darf, völlig abschaffen. Der bayerische Landtag hat dagegen beschlossen, an der Münchner Universität den ersten Lehrstuhl für Homöopathie in der Bundesrepublik einzurichten! Interessant ist auch eine Stuttgarter Studie, nach der mehr als die Hälfte der dort ansässigen Ärzte auch homöopathische Mittel verordnen – die Patienten verlangen es, weil sie sich vor den unerwünschten Nebenreaktionen der meisten chemischen Arzneimittel fürchten.

Die Ähnlichkeitsregel

Die Ähnlichkeitsregel ist der wichtigste Grundsatz der homöopathischen Lehre. Über das Prinzip finden sich schon Aufzeichnungen in den Schriften des altertümlichen griechischen Arztes HIPPOKRATES und des mittelalterlichen deutschen Mediziners PARACELSUS. Aber erst Hahnemann hat das Ähnlichkeits-Prinzip methodisch ausgearbeitet.

Ein einfaches Beispiel: Würde jemand größere Mengen des giftigen Maiglöckchens essen, bekäme er möglicherweise einen Herzschaden. Bei Herzfehlern behandelt der Homöopath aber eben mit einem Arzneimittel, das aus Maiglöckchen hergestellt wird.

Das Verdünnungsprinzip

Hahnemann erkannte bald, daß winzig kleine Arzneidosen gegeben werden mußten, um eine bestehende Krankheit nicht zu verschlimmern. Er begann, seine Mittel mit Alkohol zu verdünnen oder unlösliche Substanzen mit Milchzucker zu verreiben. Zunächst im Verhältnis 1:10, dann 1:100, 1:1000 und so fort (Alkohol nimmt man übrigens, um die sogenannten Urtinkturen haltbar zu machen, in Wasser würde ihre Wirkung verlorengehen). Manche homöopathische Arzneimittel sind so hoch verdünnt, daß

14

man nur einen einzigen Tropfen der ursprünglichen Substanz in eine ganze Badewanne voll Lösungsmittel gibt!

Das jeweilige Verdünnungsverhältnis läßt sich übrigens vom Etikett homöopathischer Arznei ablesen. Hinter der Bezeichnung des Mittels steht immer der Buchstabe D (= Dezimalverdünnung) und eine Ziffer. D 1 bedeutet, daß ein Tropfen der sogenannten Urtinktur 1:10 verdünnt wurde; bei D 2 kommen auf einen Tropfen Urtinktur bereits 100, bei D 3 schon 1000, bei D 4 sogar 10 000 Teile Alkohol-Wasser-Gemisch.

Diese Art der Aufbereitung hat Hahnemann später die meisten Anfeindungen eingebracht. Nun kann man sich noch vorstellen, daß geringe Verdünnungen eine heilende Wirkung ausüben – denn im Organismus rufen ja auch kleinste Spuren von Hormonen oder Mineralstoffen umwälzende Wirkungen hervor. Es konnte nachgewiesen werden, daß sich selbst bei einer Verdünnung von D 15 noch eine Million Moleküle der Urtinktur in einem Kubikzentimeter des homöopathischen Mittels befinden. Die Grenze liegt bei D 20 – dann ist nach wissenschaftlicher Auffassung auch das letzte Molekül verschwunden. Homöopathen verordnen aber durchaus noch eine D 200!

Der Selbstversuch

Als Hahnemann seine Lehre aufstellte, waren die Arzneimittelkenntnisse in der Heilkunde noch gering. Deshalb wurde der nicht immer ungefährliche Selbstversuch zur zweiten Säule der Homöopathie. Hahnemann und seine Schüler schluckten Tausende von Substanzen, um ihre Reaktionen auf den menschlichen Organismus zu prüfen. Peinlich genau wurde niedergeschrieben, was die Versuchspersonen empfanden und welche Beschwerden sie bekamen. So entstanden im Laufe der Zeit Hunderte von Arzneimittelbildern, die heute noch ihre Gültigkeit besitzen.

Aus der Unzahl der Medikamente schälten sich einige heraus, die zum Beispiel nur auf bestimmte Menschentypen wirkten, auf Dicke, Schwarzhaarige oder Leute mit Sommersprossen. So entstanden die ›Konstitutionsmittel‹, auf die erfahrene Homöopathen gerne zurückgreifen.

Zubereitungsformen homöopathischer Medikamente

Vor allem in bezug auf Leberleiden wird von Patienten immer wieder gefragt: »Darf ich denn eigentlich homöopathische Tropfen einnehmen – denn diese enthalten doch Alkohol?« Die Frage ist berechtigt, denn reiner Alkohol dient dazu, um die homöopathische Arznei haltbar zu machen. Aber ein Alkoholkranker kann beispielsweise schon nach dem Genuß von nur wenigen Tropfen Alkohol rückfällig werden. Zum Glück braucht er dennoch nicht auf homöopathische Medikamente zu verzichten. Fast jedes Mittel gibt es nämlich in verschiedenen Zubereitungen – als Tropfen, als Tabletten, als Pulver und als Streukügelchen (Globuli). Mit Tabletten läßt sich die homöopathische Arznei am exaktesten dosieren; eine Tablette entspricht in ihrem Wirkstoffgehalt zehn Tropfen. Die sogenannten Globuli, winzig kleine Kügelchen, werden hauptsächlich Kindern verordnet. Meist werden dreimal täglich fünf Globuli verschrieben, das entspricht dem Arzneigehalt von dreimal fünf Tropfen. Pulver ist dann richtig, wenn es beispielsweise geschnupft werden soll (die übliche Verordnung »eine Messerspitze voll« ist allerdings recht ungenau). Darüber hinaus werden etwa ein Dutzend homöopathischer Wirkstoffe zu Tinkturen verarbeitet, die – verdünnt im Verhältnis 1:3 bis 1:10 – als Einreibungen und zu Umschlägen Verwendung finden. Außerdem gibt es homöopathische Salben; diese werden drei- bis viermal täglich eingerieben oder mit einer Mullkompresse aufgelegt.

16

Die Grenzen der Homöopathie

Die große Zahl der funktionellen Gesundheitsstörungen, wie etwa Gallenbeschwerden, Regelschmerzen, nervöse Durchfälle oder Herzrhythmusstörungen, spricht meist ausgezeichnet auf eine homöopathische Behandlung an. Aber auch neuralgische Beschwerden, Kopfschmerzen oder Schlaflosigkeit bessern sich vielfach durch die Homöopathie. Ebenso lassen sich sehr gut akute Entzündungen sowie Verschleißerscheinungen aller Art mit homöopathischen Mitteln behandeln. Bei den Infektionskrankheiten mit hohem Fieber sollte jedoch immer der Arzt gefragt werden, ob eventuell eine Behandlung mit Antibiotika oder eine andere chemotherapeutische Verordnung notwendig ist. Wenn Patienten, was häufig der Fall ist, mit Arzneimittelunverträglichkeiten, Allergien oder anderen unerwünschten Nebenwirkungen reagieren, kann die homöopathische Methode immer noch zum Einsatz kommen. Mit homöopathischen Präparaten lassen sich auch durchaus träge gewordene Hormondrüsen anregen; vielfach läßt sich die Drüsentätigkeit sogar wieder normalisieren. Wenn dagegen Hormondrüsen funktionsuntüchtig geworden sind – was beispielsweise bei der insulinpflichtigen Zuckerkrankheit der Fall ist –, stößt die Homöopathie an ihre Grenzen. Auch in der Krebsbehandlung kann die Homöopathie höchstens unterstützend eingesetzt werden.

Der ungeheure Vorteil gegenüber der Chemotherapie: homöopathische Mittel können niemals schaden!

Alle in diesem Buch genannten Medikamente sind rezeptfrei zu beziehen.

Dosierung für Kinder: Die Hälfte der angegebenen Dosierung. Eine Tablette entspricht 10 Streukügelchen, demnach Kinder ½ Tablette = 5 Streukügelchen.

1. Kapitel

Allergische Reaktionen

Ihre erste Homöopressur

Machen Sie die Probe aufs Exempel. Nehmen Sie bei allergischen Reaktionen wie juckenden Hautquaddeln, asthmatischen Zuständen, Heufieber und Heuschnupfen bis zu fünfmal täglich sieben Tropfen des homöopathischen Mittels ›Galphimia D 4-Tropfen‹ ein. Drücken Sie zusätzlich mehrmals täglich mindestens dreimal hintereinander für je 15 Sekunden die beiden Allergiepunkte unter dem rechten und dem linken Schlüsselbein. Nach mindestens einer Woche sollte sich eine Besserung einstellen!

Das Allergiemittel: Galphimia

Die prächtig blühende Galphimia ist in Mittelamerika zu Hause – ihren seltsamen Namen verdankt sie dem italienischen Arzt und Botaniker MALPIGHI. Die Buchstaben seines Familiennamens wurden nur kräftig durcheinandergeschüttelt, so entstand ›Galphimia‹. Die homöopathische Arznei wird aus den getrockneten Blättern und Blüten hergestellt. Ihre Wirksamkeit bei allergischen Erkrankungen wie Hautjucken, Ekzemen, Asthma und Heuschnupfen ist mehrfach untersucht worden. Dabei lagen die Therapieerfolge bei bis zu 90 Prozent! Galphimia-Tropfen D 4 sind kein Sofortmittel wie etwa ein schweres chemisches Geschütz. Aber schon nach etwa einer Woche dürfen Sie damit rechnen, daß es Ihnen besser geht. Die Behandlungsdauer sollten Sie aber mindestens auf vier Wochen ausdehnen. Die verschiedenen Inhaltsstoffe der Galphimia sind zwar bis heute noch nicht bekannt. Aber die meisten homöopathischen Ärzte glauben, daß die Galphimia eine desensibilisierende Wirkung besitzt. Das heißt, sie macht den Organismus gegen die Substanz, welche die Allergie auslöst, unempfindlicher. Unerwünschte Nebenwirkungen brauchen Sie nach der Einnahme von Galphimia nicht zu befürchten.

Hilfe für allergiekranke Kinder

Die *Arbeitsgemeinschafft Allergiekrankes Kind* (Hauptstraße 29, 6348 Herborn) ist ein Zusammenschluß von Eltern allergiekranker Kinder, mit Kontaktstellen in rund 150 deutschen Städten. Namhafte Professoren haben nachfolgende Richtlinien für sie ausgearbeitet, um allergisch veranlagte Kinder möglichst vor einer Erkrankung zu schützen. Diese Hinweise gelten ebensogut für erwachsene Allergiker:

* In der gesamten Wohnung sollte nicht geraucht werden.
* Mit Sprays, Dämpfen und Farben, Terpentin, Benzin, flüchtigen, ätzenden Reinigungsmitteln und Teppichschaum sollte nicht im Wohnbereich gearbeitet werden.
* Keine imprägnierten Holzverkleidungen, keine Anwendung von Holzschutzmitteln.
* Keine Kosmetika mit ätherischen Ölen; Säuglingspuder sind überflüssig und gefährlich.
* Zimmer sollten leicht zu säubern sein.
* Keine Teppiche, stattdessen Kunststoffbeläge. Fenstervorhänge, wenn unvermeidbar, aus Kunstfaser, keine Stores.
* Verzichten Sie auf Trockenblumensträuße und offene Bücherregale.

So
finden Sie die
Generalpunkte

Das Auffinden der Allergiepunkte ist ganz einfach. Streichen Sie mit den Fingerspitzen beider
Hände von den Wangenknochen den Hals hinunter, bis Sie in Schulterhöhe rechts und links des
Halses zwei querstehende Knochen ertasten. Dies
sind die Schlüsselbeine. Sie erstrecken sich jeweils
vom Brustbein bis zum Schultergelenk. Eine
Fingerbreite unterhalb, genau in der Mitte des
rechten und linken Schlüsselbeins, liegen die
beiden Punkte.

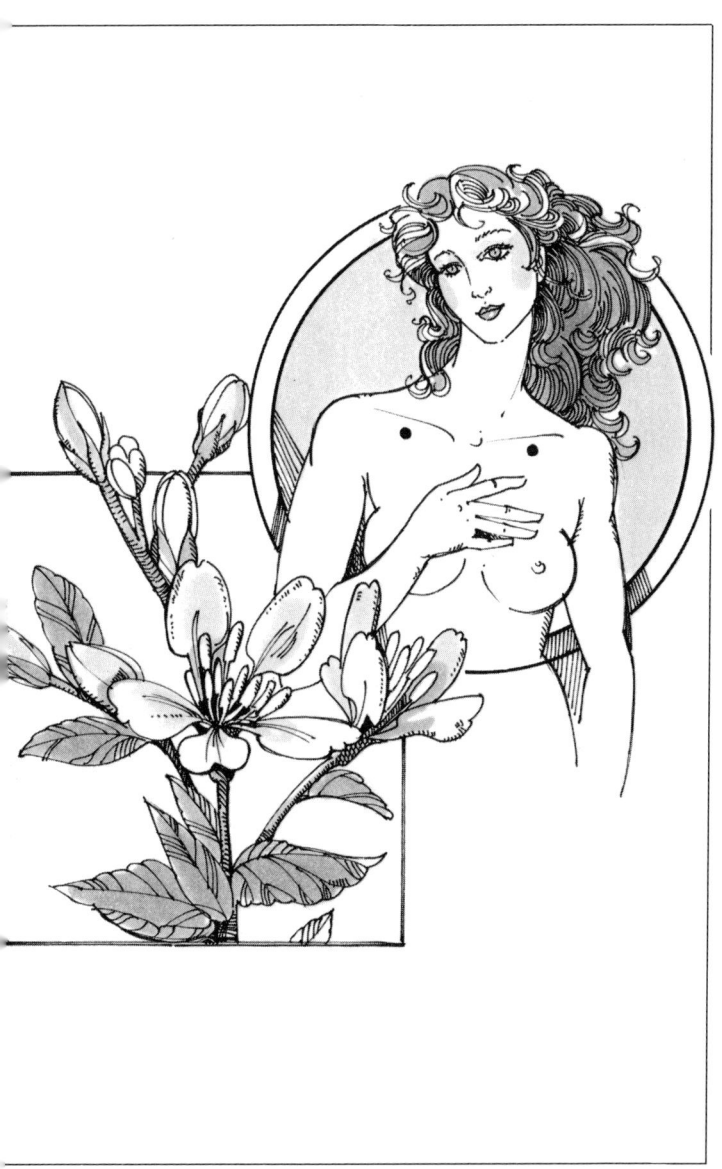

* Keine Federkissen oder Federbetten, nur Schaumstoffkissen und synthetische Decken benutzen.

* Tägliche Reinigung und Absaugen der Matratzen; chemische Reinigung viermal pro Jahr.

* Keine Puppen oder Spieltiere, die mit Wolle oder Federn gefüllt sind; erlaubt sind Schmusetiere mit Schaumstofffüllung, abwaschbare Puppen aus Plastik, Gummi oder Holz.

* Keine Haustiere (Meerschweinchen, Hunde, Katzen, Hamster, Vögel, Kaninchen, Pferde) halten. Fische und Schildkröten sind erlaubt.

* Feuchte Wandstellen müssen im ganzen Haus wegen Gefahr der Schimmelpilz-Entwicklung vermieden werden.

* Topfblumen, die als Staubfänger, Brutherde von Schimmelpilzen und als Pollen-Quellen anzusehen sind, dürfen in der Wohnung nicht aufgestellt werden.

2. Kapitel

Asthmatische Veranlagung

Das Allgemeinbefinden bessert sich bald

Wenn Sie unter chronischem Asthma leiden, kennen Sie die Begleiterscheinungen dieser teuflischen Krankheit am besten – und Sie wissen auch am ehesten, wie Sie sich aus einem der gefährlichen Asthma-Anfälle befreien können. Entweder haben Sie ein Inhaliergerät oder Tabletten mit rasch wirkenden Substanzen. Möglicherweise rufen Sie aber auch sofort nach dem Arzt, der Ihnen eine Kortisonspritze oder eine andere krampflösende Injektion gibt. Sie sollten auf jeden Fall bei diesen Maßnahmen bleiben, denn mit Bronchialasthma ist nicht zu spaßen.

Asthma ist bis heute nicht zu heilen, natürlich auch nicht mit der Homöopressur. Und doch rate ich zu einem Therapieversuch. Denn wer die Selbstbehandlung regelmäßig ausübt, kann vielfach schon bald verbuchen: die Zahl der Asthmaanfälle nimmt ab, die Anfälle selbst verlaufen weniger dramatisch, insgesamt bessert sich das Allgemeinbefinden.

Die Heilpflanze, die Ihnen hilft, trägt einen komischen Namen: Zahnstocher-Ammei oder Khella. Die Bezeichnung für das homöopathische Medikament, das daraus gewonnen wird, lautet ›Ammi visnaga-Urtinktur‹. Nehmen Sie also täglich dreimal zehn Ammi-Tropfen eine halbe Stunde vor den Mahlzeiten auf die Zunge. Drücken Sie zusätzlich, vor allem wenn Sie luftknapp werden, regelmäßig den Asthma-Punkt am Handgelenk mehrmals hin-

So
finden Sie den
Generalpunkt

Falten Sie beide Hände wie zum Gebet, drehen Sie
die Handflächen dann so gegeneinander, daß der
Zeigefinger der rechten Hand über dem linken
Daumen zu liegen kommt. Mit der Kuppe des
rechten Zeigefingers können Sie jetzt deutlich eine
Vertiefung in der sogenannten Radialisrinne am
Handgelenk ertasten: Genau dort liegt der
gesuchte Asthma-Punkt. Chinesische Ärzte
bezeichnen diese Stelle mit ›Lie-Tsiue‹, das bedeutet
soviel wie ›Engpaß‹. Gemeint ist ein Engpaß in
den Luftwegen, eine Verkrampfung der Bronchien, die zum Asthma-Anfall führt. ›Lie-Tsiue‹
gilt in der chinesischen Medizin als Hauptpunkt
gegen Stauungen.

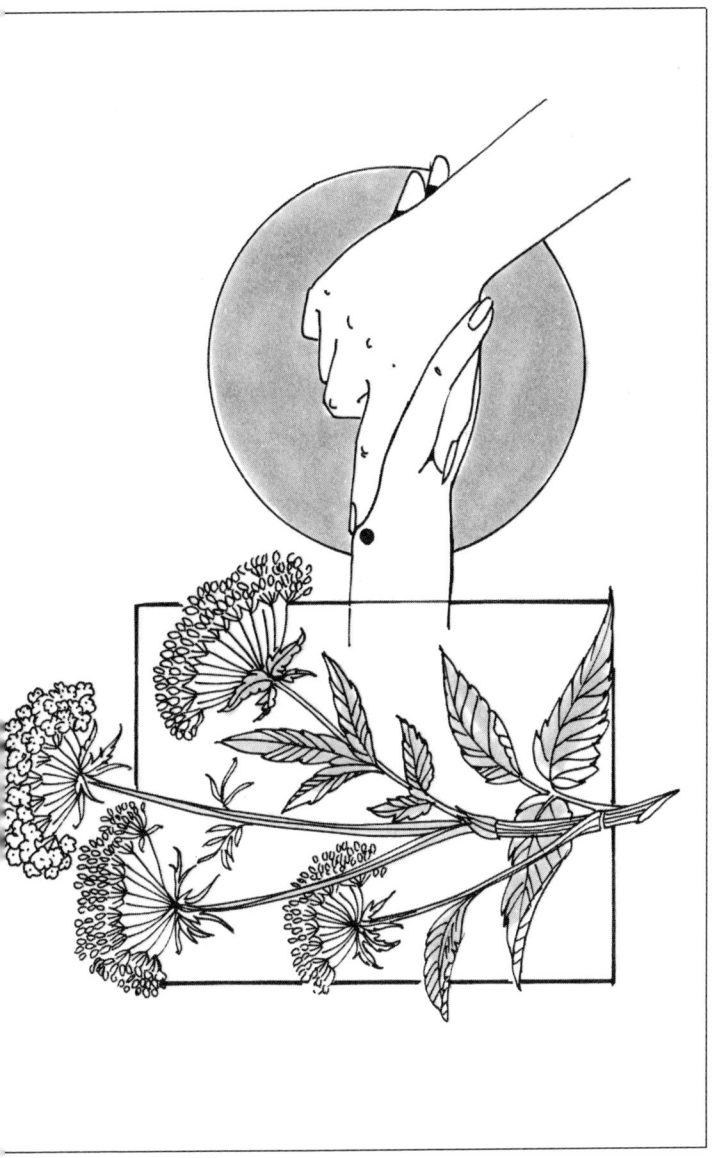

tereinander für mindestens fünf Sekunden fest mit der Zeigefingerkuppe – die chinesische Erfahrungsheilkunde lehrt, daß diese Akupressur die Bronchien entkrampft und die Atmung beruhigt. Wichtig ist, daß man die Homöopressur unbedenklich neben den vom Arzt verordneten Maßnahmen ausführen darf und daß sie keinerlei Nebenwirkungen hervorrufen kann.

Ein Asthma-Anfall verläuft immer dramatisch. Der Patient ringt mühsam nach Luft, aber die angeschwollenen und schleimverklebten Bronchien versperren ihr den Weg in die Lunge; der Kreislauf erhält zu wenig Sauerstoff, die giftige Kohlensäure wird nicht abtransportiert, der Asthmatiker läuft blau an und droht zu ersticken.

Auslöser von Atemnot und Hustenattacken sind zum einen die Überempfindlichkeit gegen bestimmte Stoffe, auf die der Organismus allergisch reagiert. Zum anderen spielen seelische Spannungen und Belastungen eine große Rolle. Nicht selten treffen beide Faktoren aufeinander und sollten dann auch gemeinsam behandelt werden.

Asthma-Patienten bekommen infolge starker seelischer Empfindungen wie Trauer, Schmerz, Ärger, Zorn, interessanterweise aber auch infolge freudiger Ereignisse besonders häufig einen Anfall. Auch wenn sie dies unbewußt tun und sich nicht dagegen wehren können: deutlich tritt als Ursache bei dieser Krankheit die Mitbeteiligung der Seele zutage.

In der Bundesrepublik leben schätzungsweise 1,8 Millionen Asthmatiker. Wichtigste ärztliche Maßnahme ist ein Allergietest, um den asthma-auslösenden Stoff ausfindig zu machen. Leider erweist sich aber eine sogenannte Desensibilisierung (dabei versucht man, den Patienten durch Spritzen mit kleinsten Dosen des allergieauslösenden Stoffes unempfindlich zu machen) nicht immer als erfolgreich, weil viele Asthmatiker gegen eine ganze Anzahl von Substanzen allergisch sind.

Der Seelenarzt versucht dagegen, die Atemstörungen durch Psychoanalyse, Verhaltens- oder Gesprächstherapie

26

zu beheben. Entspannungsübungen, wie das autogene Training oder gezielte Atemschulung durch eine Krankengymnastin, können diese Behandlung sinnvoll ergänzen.

Das Asthmamittel: Ammi visnaga

Das Asthmamittel der Homöopressur wird aus den reifen, getrockneten Früchten der Zahnstocher-Ammei (Ammi visnaga) gewonnen. Diese wertvolle Heilpflanze ist vor allem in Nordafrika und im Vorderen Orient beheimatet. Ammi-Tropfen gehören zu den neueren homöopathischen Mitteln, für die noch keine Arzneimittelprüfungen vorliegen. Die entkrampfende Wirkung der Zahnstocher-Ammei wird aber von Patienten immer wieder bestätigt. Sie beruht hauptsächlich auf den Inhaltsstoffen Khellin und Visnadin. Ammi-Tropfen werden vorwiegend bei asthmatischen Zuständen, aber auch bei anderem Krampfgeschehen wie Koliken der Gallen- und Harnwege oder Migräne eingesetzt.

Asthma-Kur im Bergwerkstollen

Nirgendwo ist die Luft sauberer als tief unter der Erde – in natürlichen Höhlen oder stillgelegten Bergwerkstollen. Analysen ergaben, daß die Menge feinster Staubteilchen in der Höhlenluft gerade fünf Milligramm pro Kubikmeter beträgt (in der Großstadtluft 3000 Milligramm!). Dies ist der Hauptgrund, warum vor allem Asthmatiker durch Höhlen-Luftkuren gesund werden. Seit den fünfziger Jahren werden Asthmakranke beispielsweise zur Luftkur in die Klutert-Höhle südlich von Hagen in Westfalen geschickt. Rund 80 Prozent der Patienten erfahren durch solche Höhlenkuren eine deutliche Besserung. Außerdem werden diese Kuren in einem Bergwerkstollen in Münstertal südöstlich von Freiburg und in einem Stollen bei Neubulach unweit von Calw (Schwarzwald) durchgeführt. 1984 ist auch in Bad Kreuznach ein alter Bergwerkstollen für die Höhlenheilkunde (Speläologie) eröffnet worden. Die Luft in dieser Höhle enthält eine besonders hohe Konzentration an Radon. Die Verweildauer des radioaktiven Gases im Körper ist äußerst kurz; Radon wird schon nach wenigen Stunden völlig aus dem Organismus ausgeschieden, so daß sich die radioaktive Wirkung in überschaubaren Grenzen hält und sich ausgezeichnet zu Therapiezwecken nutzen läßt.

3. Kapitel

Blasenleiden

Einfache Katarrhe heilen rasch aus

Brennen beim Wasserlassen, ziehende Schmerzen im Unterleib, häufiger Harndrang – oft mit Rückenschmerzen, manchmal auch leicht erhöhter Körpertemperatur – sind die ersten Anzeichen eines Blasenleidens. Vielfach handelt es sich um eine sogenannte a-bakterielle Infektion oder Reizblase, ein Beschwerdebild, das nicht durch Bakterien verursacht wurde. Aber selbst, wenn sich im Morgenurin Bakterien finden (Teststreifen, die es in der Apotheke gibt, zeigen das an), wenn ein Blasenkatarrh oder eine Harnwegentzündung vermutet werden, helfen natürliche Heilmaßnahmen, zu denen auch die Homöopressur gehört.

Vielleicht dachten Sie bisher, daß homöopathische Mittel stets aus Heilpflanzen zubereitet würden. Das ist nicht der Fall.

Ebensogut benutzt man zur Herstellung die verschiedensten Mineralstoffe, wie Kalk oder Schwefel, und Grundsubstanzen aus dem Tierreich, etwa zerstoßene Bienen oder Schlangengift.

Das Blasenmittel der Homöopressur wird beispielsweise aus der Spanischen Fliege gewonnen. Dabei handelt es sich allerdings nicht, wie man vielleicht annehmen könnte, um eine Verwandte unserer Stubenfliege.

Die ›Spanische Fliege‹ ist statt dessen ein etwa zwei Zentimeter großes, hochgiftiges Insekt aus der Familie der

29

So
finden Sie den
Generalpunkt

Auf der senkrechten Linie, die man sich auf der
vorderen Körperseite durch Nase und Bauchnabel
hinunter denken kann, liegen eine ganze Anzahl
wichtiger Akupressurpunkte. Auch der Generalpunkt bei Blasenleiden und Verkrampfungen im
Unterleib (etwa bei Regelschmerzen) liegt auf
dieser Senkrechten – eine Handbreit unterhalb
des Bauchnabels. Am besten legen Sie sich auf den
Rücken, ziehen die Knie an, entspannen sich.
Legen Sie nun die drei Mittelfinger auf den
beschriebenen Punkt und massieren Sie unter
gelindem Druck dreimal je fünfzehn Sekunden
lang im Uhrzeigersinn. Diese Übung können Sie
mehrmals täglich wiederholen.

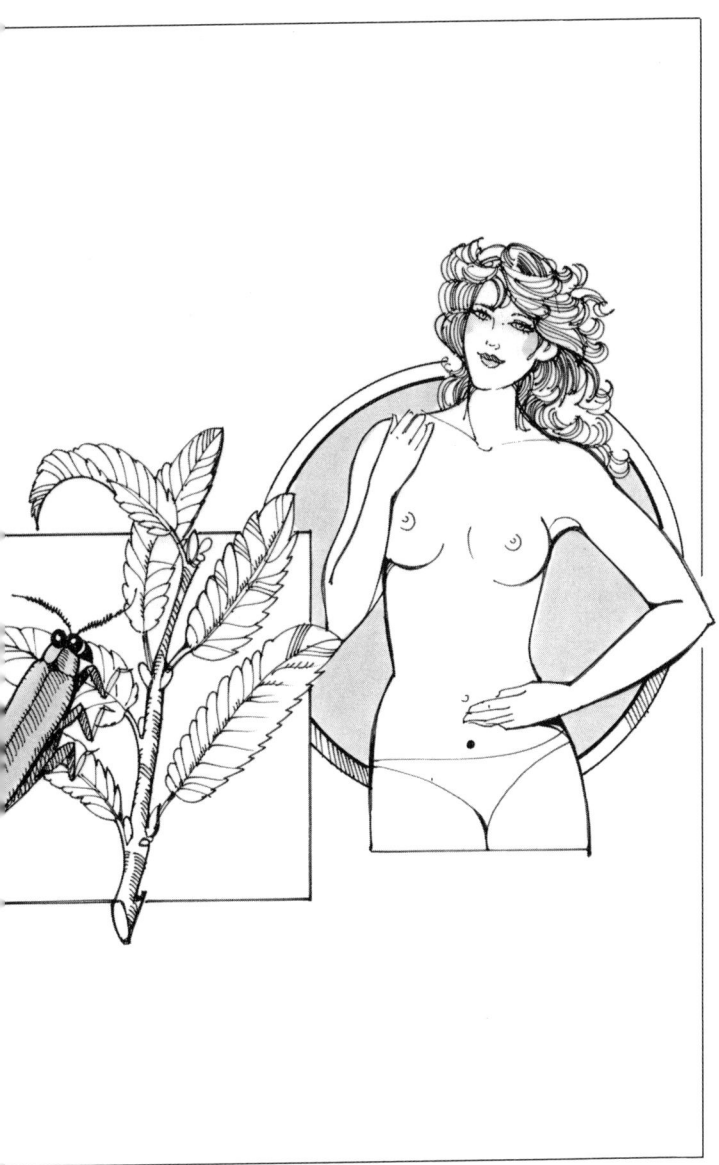

Blasenkäfer. Spanisch-Fliegen-Tropfen gibt es unter der lateinischen Bezeichnung ›Cantharis D 6-Tropfen‹ in der Apotheke. Dreimal täglich müssen je zehn Tropfen eine halbe Stunde vor der Mahlzeit genommen werden. Man schluckt die Arznei nicht, sondern läßt sie auf der Zunge zergehen.

Als flankierende Maßnahme schreibt die Homöopressur die Druckmassage eines Punktes vor, der exakt eine Handbreit unter dem Bauchnabel liegt. Das ist auch erklärlich, denn rein anatomisch liegt hinter dieser Stelle unter dem Bauchfell die Harnblase.

In Verbindung mit dem homöopathischen Generalmittel, den ›Spanisch-Fliegen-Tropfen‹ oder fachmännisch ›Cantharis D 6-Tropfen‹, heilen einfache Blasenkatarrhe in der Regel nach wenigen Tagen aus.

Bleibt die Selbstbehandlung ohne Erfolg, stellt sich hohes Fieber (über 39 Grad) ein oder färbt sich der Urin rot (rote Blutkörperchen!), dann sollten Sie bitte einen Arzt aufsuchen.

Das Blasenmittel: Cantharis

Die ›Spanische Fliege‹, ein grüner Käfer, ist in Südeuropa beheimatet. Giftig ist das Cantharidin, ein Stoffwechselprodukt des Käfers, das sich vor allem im Blut, aber auch in den Drüsen findet.

Wird die Spanische Fliege angegriffen, gibt sie das Gift in winzigen Tropfen ab. Berühmt-berüchtigt wurde die Spanische Fliege als Liebesdroge.

Aber schon im alten Rom verbot der Senat den Handel damit, denn bereits 0,03 g des Giftes genügen, um einen Menschen umzubringen. Als homöopathisches Medikament sind ›Cantharis D 6-Tropfen‹ (so die Bezeichnung für den Apotheker) völlig ungiftig, aber dennoch hochwirksam. Ihre Heilkraft entfalten sie vor allem auf alle Entzündungen der Harnwege.

Hausmittel gegen Blasenkatarrh

Es gibt eine ganze Menge hilfreicher Maßnahmen, um den Blasenkatarrh wieder loszuwerden. Die Homöopressur kann auf diese Weise sinnvoll unterstützt werden:

∗ Ruhe und Wärme beschleunigen die Besserung aller Harnwegentzündungen. Achten Sie vor allem immer auf warme Füße!

∗ Durchnässung und Überanstrengung wie langes Radfahren oder ausgedehnte Wanderungen sind zu vermeiden.

∗ Kauen Sie täglich zwei bis drei Eßlöffel aus der Schale gelöste Kürbiskerne! Ihre Inhaltsstoffe kräftigen die Muskulatur der Blase und haben bei Reizzuständen eine beruhigende Wirkung.

∗ Trinken Sie morgens nüchtern und abends vor dem Schlafengehen je eine Tasse Bärentraubenblätter-Tee; die getrockneten Blätter müssen etwa eine halbe Stunde lang gekocht werden. Wichtig: Essen Sie während einer Teekur möglichst viel Salate und Milchprodukte, verzichten Sie auf Fleisch und Wurstwaren, damit sich die keimtötenden Substanzen der Bärentraube entfalten können.

4. Kapitel

Depressive Verstimmungszustände

Fernöstliche Arznei vertreibt die Traurigkeit

Wenn Sie morgens beim Wachwerden schon mit Grauen an den bevorstehenden Tag denken, stimmt etwas nicht mit Ihnen, Sie sind im wahrsten Sinne des Wortes verstimmt. Möglicherweise ist Ihnen tags zuvor etwas auf den Magen geschlagen: ein trauriges Ereignis, das Ihnen so rasch nicht aus dem Kopf geht und Sie auch seelisch stark belastet. Häufig braucht man eine ganze Zeit, um darüber hinwegzukommen. Und dann ist die Sache auch eines Tages wieder vergessen. Aber wenn die niederziehenden Gedanken über Tage oder gar Wochen andauern, wird man den Zustand als eine Krankheit einstufen müssen, der Sie hoffentlich bald wieder entrinnen können.

Im Frühjahr und Herbst sind solche ›depressiven Verstimmungen‹ ganz besonders häufig, und Frauen sind dreimal mehr betroffen als Männer. Nicht selten beginnen die Beschwerden mit einer merkwürdigen Appetitzunahme, vor allem einem Verlangen nach Süßigkeiten. Wer betroffen ist, wird reizbar und ängstlich, weinerlich und verzagt; Arbeitslust und Konzentrationsvermögen lassen merklich nach.

Denken Sie gleich zu Beginn solcher gesundheitlichen Störungen an die Ignatiusbohne. Homöopathische Tropfen aus dem Samen dieser auf den Philippinen beheimateten Heilpflanze vermögen den Zustand oft erstaunlich rasch zu bessern.

Träufeln Sie dreimal täglich je zehn Tropfen vor den Mahlzeiten ›Ignatia D 6‹ auf die Zunge und behalten Sie die Arznei möglichst lange im Mund. Homöopathische Mittel sollen nämlich über die Mundschleimhaut in den Kreislauf gelangen, dann wirken sie am zuverlässigsten.

Wenn Sie die Möglichkeiten der ›Homöopressur‹ voll ausschöpfen wollen, nutzen Sie gleichzeitig auch die günstige Wirkung der Stimulation eines Akupressurpunktes. In diesem Fall liegt der Generalpunkt genau auf der Rückseite des ersten Brustwirbels. Drücken Sie den Punkt zu Beginn der Behandlung möglichst stündlich mit der Zeigefingerkuppe etwa zehn Sekunden lang, nehmen Sie den Druck dann sachte zurück – und pressieren Sie erneut für zehn Sekunden.

Sehr häufig führen bei Frauen partnerschaftliche Konflikte (bei Männern dagegen scheinbar unüberwindliche Probleme im Beruf) zu depressiven Verstimmungen. Es hilft fast nie, sich ›zusammenzureißen‹, ebensowenig gelingt es, das Unwohlsein zu überspielen. Sie sollten dagegen nach Möglichkeit immer das Gespräch mit dem Partner, einem Kollegen oder einer anderen Person Ihres Vertrauens suchen. Nicht selten kommt man über die schwerste Zeit hinweg, wenn man sich mal allen Kummer von der Seele geredet hat.

Auch eine Tee-Kur mit Johanniskraut kann die innere Ausgeglichenheit wiederbringen und zur Ruhe kommen lassen: Trinken Sie mindestens drei Wochen lang morgens nüchtern und abends vor dem Schlafengehen je eine Tasse (ein bis zwei Teelöffel des Krautes mit heißem Wasser überbrühen und sieben Minuten ziehen lassen). Bitte zu Beginn der Kur nicht ungeduldig werden: Die beruhigende Wirkung setzt etwa erst am achten Tag ein, hält dann aber sehr lange vor.

Die Weltgesundheitsbehörde schätzt die Zahl der depressiv veranlagten Menschen weltweit auf rund 200 Millionen. Allein in der Bundesrepublik sind deswegen ständig nahezu drei Millionen Patienten in Behandlung.

So
finden Sie den
Generalpunkt

Den Generalpunkt der Homöopressur bei
Verstimmungszuständen aller Art finden
Sie am leichtesten, wenn Sie den Kopf
so weit nach vorn beugen, daß Sie das Kinn
gegen die Brust drücken können. Fahren
Sie jetzt mit dem Zeigefinger vom Haar-
ansatz in der Mitte des Hinterkopfes (dort
befindet sich eine breite Rinne) abwärts, bis Sie
am Ende des Halses deutlich auf einen Knochenvorsprung stoßen: Dies ist der siebte, der letzte
Halswirbel. Gleich darunter liegt der erste
Brustwirbel, auf welchem sich der gesuchte
Punkt befindet. Der Stich mit der Akupunktur-
nadel – aber auch die Stimulation durch
Fingerdruck – reguliert die Hormontätigkeit
der Hirnanhangdrüse; dies wirkt sich günstig
auf Erschöpfungszustände und depressive
Verstimmungen aus.

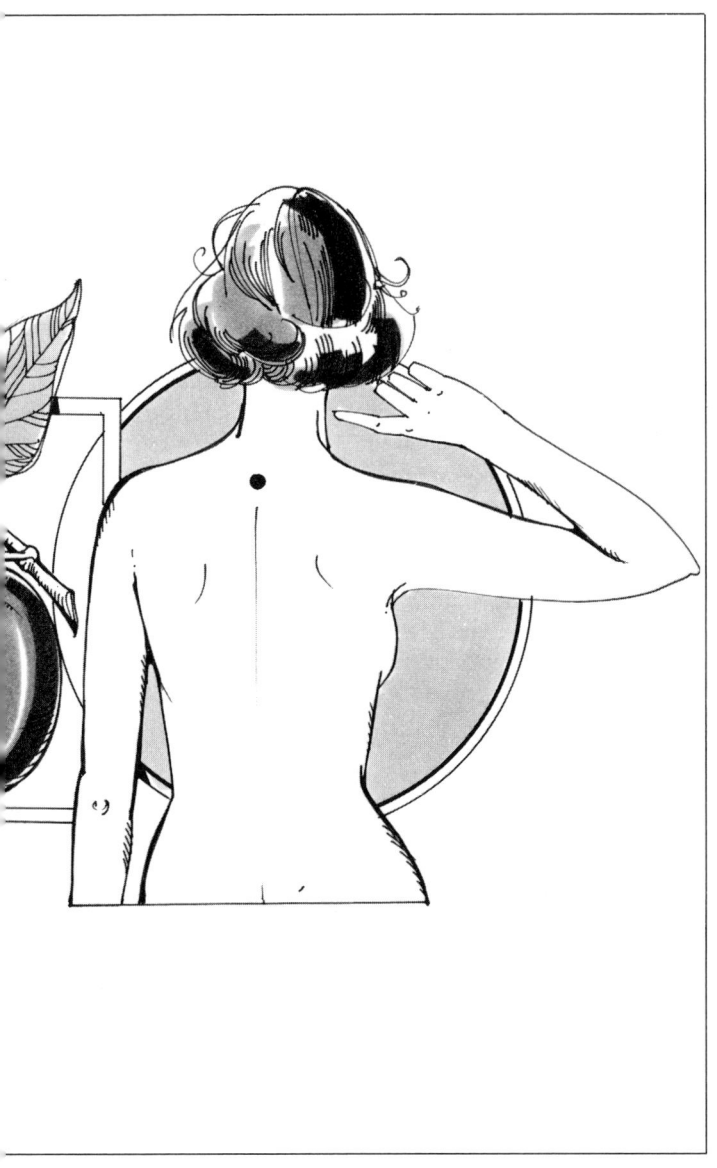

Das ist auch vernünftig, denn wenn Verstimmungszustände anhalten, sollte man jede Art von Selbstmedikation lediglich als flankierende Maßnahme einsetzen. Vielfach helfen dann nämlich nur noch chemische Medikamente, um der Erkrankung wieder Herr zu werden.

Das Mittel gegen Verstimmungszustände: Ignatia amara

Die homöopathische Arznei ›Ignatia D 6‹ wird aus den getrockneten Samen der Ignatiusbohne zubereitet. Unverdünnt ist die Ignatiustinktur giftig – bei Genuß führt sie hauptsächlich zu Störungen im Zentralnervensystem und ruft depressive Verstimmungszustände, Neigung zu stillem Kummer, Weinkrämpfe, ein unangenehmes Kloßgefühl im Hals und unruhigen Schlaf hervor. Interessant ist die Tatsache, daß die Wirkstoffe der Ignatiusbohne nicht nur auf die Nerven, sondern auch auf den Magen-Darm-Kanal Einfluß nehmen – auch seelische Belastungen können ja bekanntlich ›auf den Magen schlagen‹.

Auch Licht macht wieder fröhlich

Nach Untersuchungen von amerikanischen Wissenschaftlern ist die jahreszeitlich bedingte Niedergeschlagenheit nicht selten auf einen Lichtmangel zurückzuführen. In der Tat bringen tägliche Bestrahlungen mit künstlich erzeugtem Tageslicht vielen Patienten schon große Besserung. Testreihen wurden beispielsweise an der Universitätsklinik in Augsburg und an den Kliniken in Bern, Zürich und Basel mit großem Erfolg gemacht. Täglich zweimal zwei Stunden Lampensonne machte viele Patienten beschwerdefrei. Völlig gefahrlos kann man sich mit solchen Lampen auch selbst ›behandeln‹ – das Lichttherapiegerät wird von einer Düsseldorfer Firma vertrieben.

5. Kapitel

Durchblutungsstörungen

Endlich Schluß mit Taubheits- und Kribbelgefühl

In Gegenden, wo das Trinkwasser kalkreich aus dem Hahn läuft, hat man immer Probleme mit der Kaffeemaschine. Es dauert einige Wochen, dann wird das Kaffeekochen mühsam. Kalkstein hat sich an den Innenwänden des Durchlauferhitzers abgesetzt, schließlich tröpfelt das Wasser nur noch wie ein kleines Rinnsal; die Kaffeemaschine muß entkalkt werden.

Ganz ähnliche Prozesse spielen sich in den Blutgefäßen ab, bevor es zu einer ›peripheren‹ Durchblutungsstörung kommt. Das griechisch-lateinische Wort bedeutet soviel wie ›am Rand befindlich‹ und trifft den Zustand sehr genau – denn Durchblutungsstörungen beginnen fast immer in den Beinen, in Füßen und Händen, also am Rand des Körpers.

Das ist auch ganz erklärlich. Denn das sauerstoffreiche Blut, das auch die Außenbezirke des Körpers ernähren und erwärmen soll, fließt immer träger, je weiter es vom Herzen und seiner Pumpleistung entfernt ist. Allerdings helfen beispielsweise die Wadenmuskeln, den Blutfluß voranzutreiben. Deshalb ist Bewegung, am besten ein Intervalltraining, auf das ich gleich noch zu sprechen komme, wirklich das beste Mittel gegen Durchblutungsstörungen in den Beinen (durchblutungsfördernde Medikamente taugen fast alle nichts).

So
finden Sie den
Generalpunkt

Wenn Sie an den Generalpunkt gegen Durchblutungsstörungen herankommen wollen, müssen
Sie schon die Strümpfe ausziehen. Legen Sie dann
zunächst den linken Fuß über das rechte Knie.
Zwei Fingerbreiten über dem inneren Fußknöchel
– das beste Maß sind Mittel- und Zeigefinger der
rechten Hand – liegt der Punkt, und zwar nicht
über der Mitte des Fußknöchels, sondern am
fersenwärts gelegenen Rand des Knöchels (dort
läßt sich deutlich eine tiefe Rinne ertasten!).
Massieren Sie diesen Punkt mehrmals täglich
mit der Daumenkuppe in kräftigen kleinen
Kreisen, und zwar zunächst am linken, dann auf
die gleiche Weise am rechten Fuß.

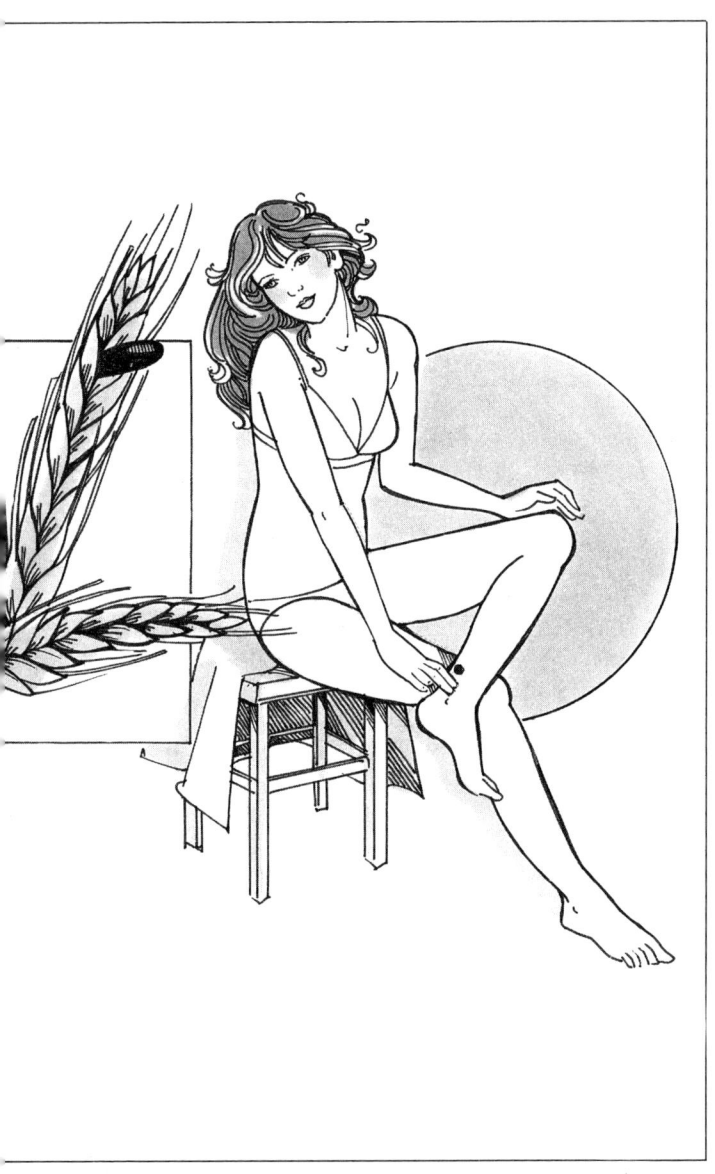

Mit der Homöopressur können Sie das Bewegungstraining allerdings sehr sinnvoll unterstützen. Zum einen sind es homöopathische Mutterkorntropfen (Secale cornutum D 6), die sich sowohl günstig auf die Gefäßwände als auch auf die Gefäßnerven auswirken. Zur Verkalkung der Blutadern kommt nämlich vielfach noch eine Verkrampfung hinzu, ein Zustand, der auch anfallsweise auftreten kann. Von Blutleere, Taubheitsgefühl und Kribbeln werden ebensogut die Zehen wie die Finger betroffen – im Volksmund spricht man sogar von ›Leichenfingern‹, weil sie weiß und eiskalt werden.

Von diesem sogenannten Raynaud-Syndrom (nach dem französischen Arzt MAURICE RAYNAUD, der 1862 die Krankheit zum erstenmal beschrieben hat) sind jüngere Frauen zwischen 18 und 30 Jahren übrigens viermal so oft betroffen wie Männer, während die Durchblutungsstörung infolge einer reinen Gefäßverkalkung eher für Männer ab 40 Jahren typisch ist.

Dreimal täglich zehn Tropfen des homöopathischen Mittels ›Mutterkorn‹, jeweils eine halbe Stunde vor den Mahlzeiten und möglichst lange im Munde behalten, können in jedem Fall nützlich sein. Sie wirken sich sowohl entspannend und entkrampfend auf die Gefäßnerven als auch durchblutungssteigernd auf die Gefäßwände aus. Nutzen Sie auch die zweite Maßnahme der Homöopressur: Massieren Sie mindestens viermal täglich den Generalpunkt an der Innenseite des Unterschenkels über dem Fußknöchel für jeweils zwanzig Sekunden mit der Daumenkuppe in kreisenden Bewegungen.

Doch nun noch rasch zum Intervalltraining, das ich vor allem empfehle, wenn Sie bereits nach kürzeren Gehstrecken wegen ziehender Schmerzen in den Waden stehenbleiben müssen. Ermitteln Sie zunächst Ihre kritische Gehstrecke. Treten die Beschwerden etwa nach 200 Metern auf, muß die Intervallstrecke unbedingt kürzer sein, sagen wir 150 Meter. Und nun beginnt das Training: 150 Meter beschwerdefrei gehen, zwei Minuten pausieren, damit die Gefäße das Sauerstoffangebot nützen können. Die Gesamttrainingszeit beträgt 15 Minuten, jeweils drei- bis viermal am Tag.

Ein letzter Rat: Eines der gefährlichsten Gefäßgifte ist das Nikotin; wer unter Durchblutungsstörungen leidet, darf deshalb auf keinen Fall rauchen.

Das durchblutungsfördernde Mittel: Secale cornutum

Das Mutterkorn rechnet man botanisch zu den Schlauchpilzen – es handelt sich um einen harten, etwa zwei Zentimeter langen, schwarzvioletten Körper, der sich statt eines Getreidekornes besonders in Roggenähren bildet. Mutterkorn ist giftig; früher geriet es häufig ins Brot, das dann Vergiftungserscheinungen – vor allem Durchblutungsstörungen – hervorrufen konnte. Eines der wichtigsten homöopathischen Gesetze ist die Ähnlichkeitsregel: Eine Substanz, die eine bestimmte Erkrankung hervorruft, dient (durch hohe Verdünnung ungiftig geworden) bei der gleichen Krankheit als Arznei. Bei ›Secale cornutum D 6-Tropfen‹ handelt es sich um eine Verdünnung von 1:1 000 000!

Weitere Maßnahmen: Wasser, Ernährung, Bewegung

Tautreten und Wassertreten sind die gebräuchlichsten Kneipp-Maßnahmen, um Durchblutungsstörungen in den Beinen zu bessern. Überall, wo es kühles und kaltes Wasser gibt, kann man die Blutgefäße trainieren: an der See, im seichten Flußufer, in speziellen Wassertretbecken und in der Badewanne. Die natürlichen Heilreize werden noch erhöht durch einen Wechselknieguß oder auch einen einfachen kalten Knieguß.

Zur weiteren Behandlung gehört aber auch die Umstellung der Ernährung. Essen Sie viel Rohkost und bevorzugen Sie eine Kost mit weniger Wurst, Fleisch und anderen tierischen Nahrungsmitteln, dafür mehr Gemüse, Kartoffeln und pflanzliche Fette mit einem hohen Anteil an ungesättigten Fettsäuren. So verhindern Sie die weitere Ablagerung gefäßverengender Schlacken.

Weiterhin sind regelmäßige Spaziergänge in der frischen Luft, Barfußlaufen und sorgfältige Hautpflege bei der Behandlung von Nutzen. Alte Hausmittel, die das Blut schneller fließen lassen, sind Zwiebeln und Knoblauch. Diese verdünnen nicht etwa das Blut, sondern ihre wirksamen Inhaltsstoffe vermögen den Blutfettspiegel in normalen Grenzen zu halten.

6. Kapitel

Erkältungskrankheiten

So steigert man die Abwehrkräfte

Nehmen Sie bei den ersten Anzeichen einer Erkältungskrankheit – etwa einem Nieser, Kratzen im Hals oder
Abgeschlagenheitsgefühl – 20 Tropfen der homöopathischen Arznei ›Echinacea-Urtinktur‹ (Sonnenhut-Tropfen)!
Ihre Inhaltsstoffe haben zwar weder eine antibakterielle
Wirkung, noch vermögen sie Erkältungsviren abzutöten.
Aber der Sonnenhut steigert nachweislich die körpereigenen Abwehrkräfte, so daß sich der Organismus rascher
und kräftiger gegen eine Erkältungskrankheit wehren
kann. Die zweite hilfreiche Anwendung der Homöopressur – der Kombinationsbehandlung mit Homöopathie
und Akupressur: massieren Sie den ›Abwehrpunkt‹ der
chinesischen Medizin anfänglich zumindest jede Stunde.
Der Punkt liegt auf der Innenseite des Ellenbogens und ist
leicht zu finden.

Gegen die heimtückischen Erkältungsviren gibt es bis
heute kein wirksames Medikament. Das ist der Grund,
warum man vor allem die körpereigenen Abwehrkräfte
gründlich schulen und schüren muß, um Husten, Schnupfen, Heiserkeit in den Griff zu kriegen. Neben den beiden
sehr wirksamen Maßnahmen der Homöopressur hier noch
ein Fünf-Punkte-Programm:

1. Nehmen Sie jeden Morgen eine Wechseldusche – drei
   Minuten heiß, zwanzig Sekunden kalt, dreimal wech-
   seln und mit kalt beschließen.

So
finden Sie den
Generalpunkt

Wenn Sie den rechten Unterarm so anwinkeln,
daß die Finger der rechten Hand lose über der
Schulter zu baumeln kommen, können Sie den
Abwehrpunkt der Homöopressur am leichtesten
auffinden: Auf der Innenseite des Armes hat sich
durch das Anwinkeln in Höhe des Ellbogens eine
kleine Falte gebildet – am Ende dieser Falte liegt
der Punkt. In der chinesischen Medizin nennt man
diese Stelle ›Chao-Rae‹, das bedeutet soviel wie
›Lebensfreude‹. Stimulieren Sie diesen Punkt mit
der Daumenkuppe der linken Hand dreimal hintereinander je zehn Sekunden lang. Anschließend
verfahren Sie genauso auf der anderen Körperseite. Bei geschwächtem körpereigenen Abwehrsystem kann der Druck ziemlich weh tun.
Beginnen Sie deshalb sehr vorsichtig mit der
Pressur.

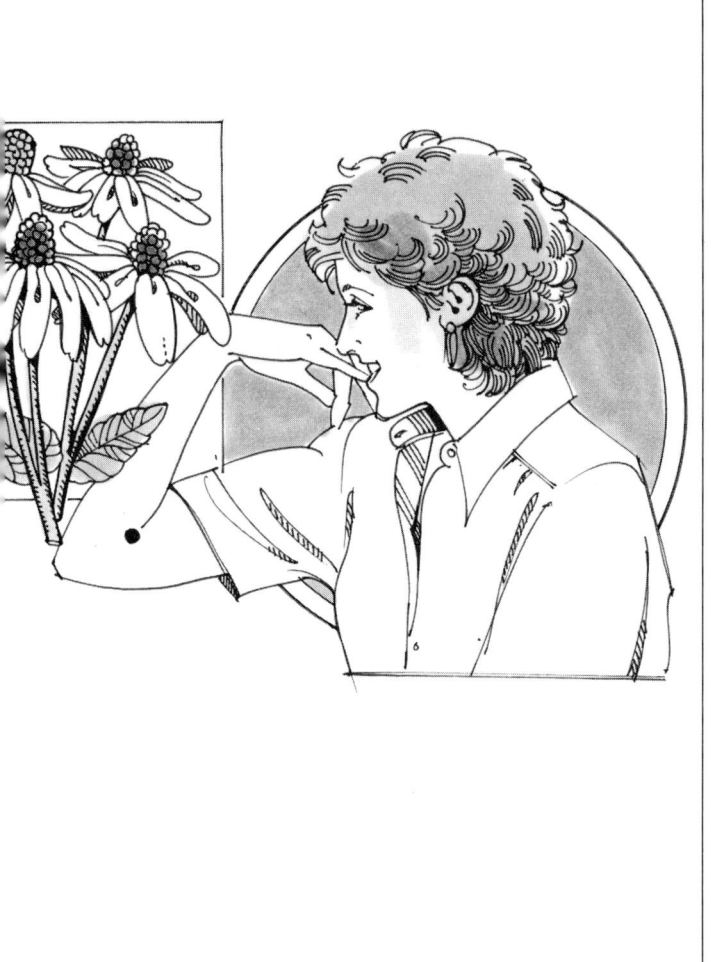

2. Massieren Sie anschließend die Haut, beginnend bei Händen und Füßen, mit einer trockenen Bürste.

3. Gehen Sie mindestens einmal wöchentlich in die Sauna.

4. Bevorzugen Sie bei Grippewetter leichte Kost, essen Sie viel Vitamin-C-haltiges Obst und Gemüse.

5. Meiden Sie weitgehend Genußgifte wie Alkohol und Nikotin, die der Körperabwehr zu schaffen machen können.

Und das sollten Sie tun, um sich die Krankheitserreger vom Leib zu halten:

* grundsätzlich Papiertaschentücher benutzen und nach Gebrauch vernichten;
* keine Gemeinschaftshandtücher (Toiletten!) benutzen;
* Menschenansammlungen weitgehend meiden;
* jedem noch so gut gemeinten Handschlag und anderen Hautkontakten aus dem Weg gehen;
* Hände häufig mit Erfrischungstüchlein abreiben;
* mit einem Zerstäuber trockene Zimmerluft immer feucht halten.

Sollte es Sie dennoch erwischen, gibt's in der Naturheilkunde eine Menge Dinge, mit denen Sie sich Linderung verschaffen können. Zum Beispiel bei Schnupfen: Temperierte Gesichtsgüsse oder Salzwasser aufschnauben (ein Teelöffel auf ein Glas Wasser). Bei Husten: Heiße Milch mit Honig oder Tee aus gleichen Teilen Huflattich, Stockrosen, Spitzwegerich und Löwenzahn trinken. Und bei Halsschmerzen: Gurgeln mit Salbei-Tee oder Salzwasser, feuchtkalten Halswickel oder Quarkwickel anlegen (halbstündlich erneuern). Wenn gar Fieber hinzukommt: feuchtkalte Wadenwickel anlegen, ausreichend Obstsäfte und Mineralwasser trinken, bei stabilem Kreislauf mit einer Schwitzpackung ins Bett legen und heißen Lindenblütentee trinken.

Das Grippemittel der Homöopressur – Tropfen aus dem roten Sonnenhut – hat keinerlei unerwünschte Nebenwirkungen. Deshalb können Sie an den ersten beiden Tagen des Unwohlseins ohne weiteres stündlich zehn Tropfen auf der Zunge zergehen lassen. Üben Sie dagegen bei anderen Medikamenten Zurückhaltung: Schnupfentropfen können die Nasenschleimhaut austrocknen und dauerhaft schädigen; hustendämpfende Säfte unterdrükken den natürlichen Reinigungsmechanismus und können den Heilungsprozeß verzögern; Grippemittel, rezeptpflichtige wie frei käufliche, können das Reaktionsvermögen und die Fahrtauglichkeit beeinträchtigen.

Das Abwehrmittel: Echinacea

Der rote Sonnenhut und seine Verwandte, die schmalblättrige Kegelblume (botanisch: Echinacea purpurea und Echinacea angustifolia) besitzen nach bisherigen Prüfungen etwa gleiche Eigenschaften: Sie steigern die körpereigenen Abwehrkräfte derart, daß der Organismus mit Infekten aller Art leichter fertig wird. Schon kurze Zeit nach der Einnahme von Sonnenhut-Tropfen läßt sich im Blut eine Erhöhung der Anzahl der weißen Blutkörperchen (Körperpolizei!) feststellen. Der Sonnenhut ist in Nordamerika beheimatet. Schon die Indianer benutzten Umschläge mit der Pflanze oder ihrem Saft bei der Behandlung von Wunden. Deshalb: Auch bei Hautentzündungen, kleinen Wunden, Eiterungen sind Sonnenhut-Tropfen zur äußerlichen Anwendung nützlich (zu Umschlägen im Verhältnis 1:3 mit Wasser verdünnen).

Die besten Anti-Grippe-Drinks

Heilpflanzen-Cocktails und Honig-Milch haben sich bewährt, um die körpereigenen Abwehrkräfte zu mobilisieren. Hier eine Auswahl an Rezepten:

* Kräutertee aus Thymian desinfiziert und beruhigt die Atemwege.

* Holunderblüten-Tee wirkt schweißtreibend und ist hilfreich bei allen Atemwegserkrankungen.

* Durch einen hohen Vitamin-C-Gehalt zeichnen sich Holunderbeerensaft, Sanddornbeerensaft, Orangen- und Zitronensaft aus. Dadurch wirken sie stärkend auf die körpereigenen Abwehrkräfte (diese Fruchtsäfte dürfen nicht hoch erhitzt werden; denn Vitamin C ist eine sehr empfindliche Substanz und geht mit zunehmender Temperatur verloren).

* Heiße Milch mit Honig (seine antibakteriell wirkenden Inhaltsstoffe vertragen höchstens 40 Grad Celsius! Deshalb: Milch nur knapp über Körpertemperatur erwärmen, Honig einrühren und trinken).

7. Kapitel

Gallensteine

Kolik nach üppigem Essen

Gallensteinkoliken stellen sich vielfach in den Abendstunden oder sogar mitten in der Nacht ein. Dies hängt mit den biorhythmischen Abläufen der Körperfunktionen zusammen. Die starken Beschwerden beginnen meist im mittleren Oberbauch und verlagern sich erst später in die Gegend der Gallenblase unter dem rechten Rippenbogen. Es handelt sich um stechende Schmerzen, die wellenartig und mit peinigenden Höhepunkten verlaufen und zwei bis sechs Stunden anhalten können. Nicht selten wird solch eine Kolik durch ein üppiges Abendessen ausgelöst. Aber wie auch immer – wenn Sie dazu neigen, sollten Sie unbedingt homöopathische Tropfen aus dem Schöllkraut (botanisch: Chelidonium D 2) in der Hausapotheke haben. Lassen Sie bei einer Kolik jede halbe Stunde fünf Tropfen auf der Zunge zergehen, bis die Beschwerden abgeklungen sind.

Überdies müssen Sie den Akupressurpunkt zur Besserung einer Gallensteinkolik kennen. Die häufige Intervallmassage dieses ›Hauptalarmpunktes‹ der chinesischen Medizin gegen Gallenbeschwerden aller Art trägt zusätzlich zur raschen Linderung bei. Der Punkt liegt übrigens nur auf der rechten Körperseite – und zwar drei Fingerbreiten oberhalb der rechten Brustwarze.

Experten schätzen, daß rund fünf Millionen Bundesbürger Gallensteine haben – etwa jede fünfte Frau und jeder

So
finden Sie den
Generalpunkt

Dort, wo normalerweise ein Hemdkragen sitzt, können Sie am Ansatz des Halses das Schlüsselbein fühlen. Tasten Sie mit der linken Hand vom Schlüsselbein abwärts, lassen sich deutlich die einzelnen Rippen ausmachen. Der vierte Rippenbogen verläuft ein wenig unterhalb der Brustwarze. Läßt man den Finger entlang des vierten Rippenbogens zum rechten Schultergelenk hochgleiten, findet man drei Fingerbreiten neben und etwas oberhalb der rechten Brustwarze den ›Hauptalarmpunkt‹ gegen Gallenbeschwerden aller Art. Akupressieren Sie den Punkt mit dem linken Mittelfinger in kurzen Intervallen, mindestens zehn- bis 15mal kurz hintereinander!

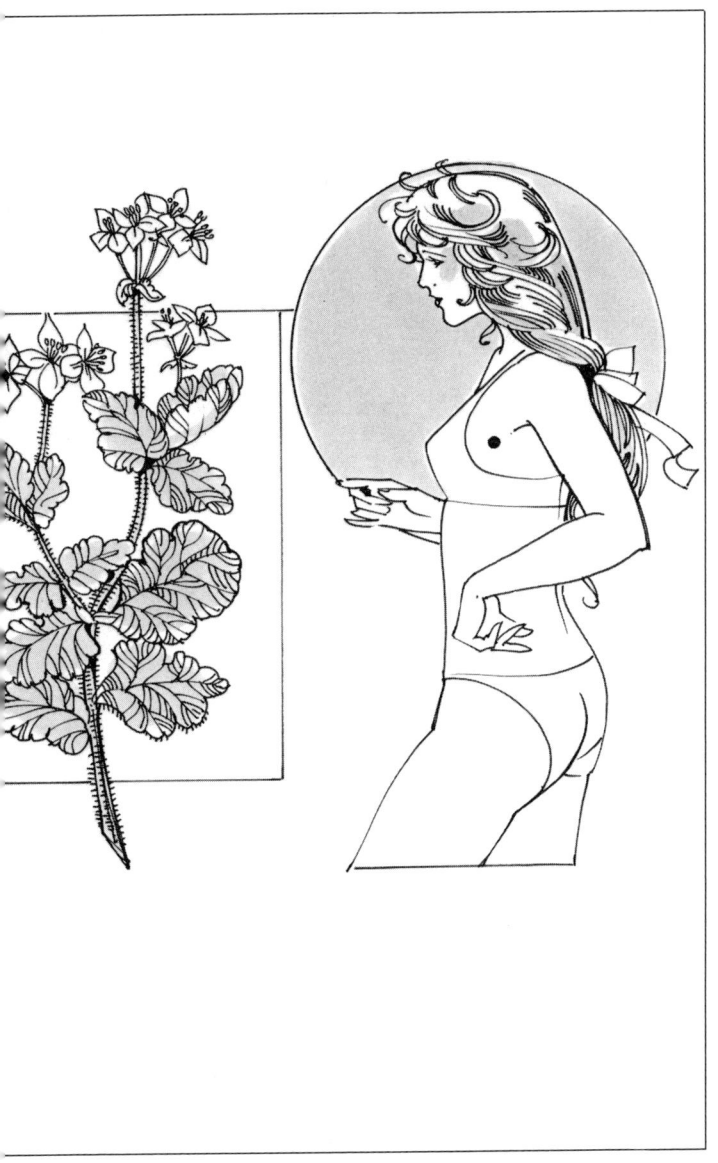

53

zehnte Mann. Steinerkrankungen sind insbesondere in den Industrieländern weit verbreitet, in manchen afrikanischen Entwicklungsgebieten dagegen völlig unbekannt. Dies unterstreicht die Tatsache, daß sich die normalerweise flüssige Galle allein durch falsche Lebensweise, insbesondere aber andauernde Ernährungssünden, versteinert. Vielfach produziert die Leber dann keine vollwertige Galle und schafft somit die Voraussetzung zur Steinbildung. Mangel an Bewegung, Schwangerschaften und chronische Verstopfung, aber auch übermäßiger Gebrauch von Genußmitteln begünstigen die Entstehung von Gallensteinen.

Zum Glück bleibt mehr als die Hälfte aller Steine ›stumm‹, das heißt, sie machen niemals Beschwerden. Oft werden sie nur zufällig während einer Röntgenuntersuchung entdeckt. Wenn sie sich bis dahin noch nie ›gemeldet‹ haben, besteht durchaus kein Grund, etwas dagegen zu tun.

Allerdings können alle Erkrankungen, die den Gallenfluß behindern, zu unangenehmen Verdauungsbeschwerden führen. Dazu gehören Druckgefühl im rechten Oberbauch, Völlegefühl, Blähungen, Aufstoßen und Brechreiz. Bei allen akuten Beschwerden haben sich, wie gesagt, Schöllkraut D 2-Tropfen bewährt.

Aber auch ein heißer Wickel kann nicht schaden. Er wirkt entspannend und schmerzlindernd. Tauchen Sie ein Leinentuch in heißes Wasser, und wickeln Sie es von den Rippenbögen bis zur Leistenbeuge abwärts. Darüber kommt ein großes Frotteehandtuch und schließlich eine Wolldecke. Vorsicht bei Gallenkoliken: Die stechenden Schmerzen können das Gefühl für verträgliche Wärme herabsetzen und bei Unachtsamkeit sogar zu Verbrennungen führen!

Besonders geeignet ist die Homöopressur zur Vorbeugung. Lassen Sie dann dreimal täglich zehn Tropfen ›Chelidonium D 2‹ auf der Zunge zergehen, führen Sie morgens und abends die dazugehörige Akupressur aus. Überdies:

Bewegen Sie sich ausreichend, sorgen Sie für täglichen Stuhlgang und essen Sie naturbelassene Kost mit einem hohen Anteil an Ballaststoffen (z.B. Vollkornerzeugnisse, Frischkost!).

Das Gallenmittel: Chelidonium

Das gelbblühende Schöllkraut ist eine weitverbreitete Arzneipflanze. Beim Abknicken von Pflanzenteilen bildet sich ein gelblicher Milchsaft, den man in der Volksheilkunde zum Betupfen von Warzen empfiehlt. Die Inhaltsstoffe des Schöllkrautes (Chelidonium) eignen sich aber vor allem zur Behandlung von Leber- und Gallenleiden. Unverdünnt kann Schöllkrautsaft allerdings Vergiftungen hervorrufen. Die homöopathischen Tropfen ›Chelidonium D 2‹ führen dagegen nicht zu unerwünschten Nebenwirkungen – sie sollen aber auch nicht zu hoch dosiert werden. Im Normalfall läßt man dreimal täglich zehn Tropfen auf der Zunge zergehen, bei akuten Beschwerden jede halbe Stunde fünf Tropfen.

So werden Gallensteine unblutig zertrümmert

Gallenstein-Operationen sind Routinesache in deutschen Krankenhäusern – rund 80000mal führen Chirurgen in der Bundesrepublik jährlich diesen Eingriff aus. Damit wird es in absehbarer Zukunft weitgehend vorbei sein. Denn die sogenannte Lithotripsie, die unblutige Zertrümmerung von Gallensteinen mit Stoßwellen, ist auf dem Vormarsch. Bisher nur in München und Wuppertal in der Erprobung, werden die ersten seriengefertigten Gallenlithotripter seit Sommer 1987 an zahlreiche Kliniken ausgeliefert. Die Technik scheint einfach: Der Patient wird in eine mit Wasser gefüllte Wanne gelegt. Die durch Ultraschall exakt georteten Gallensteine werden mittels Stoßwellen zertrümmert (ähnlich wie die Druckwelle eines Überschallflugzeuges ein Fenster zertrümmert). Die verbleibenden Reste der Gallensteine werden medikamentös abgebaut. Meist sind die Patienten – mit 80%iger Erfolgsquote – nach sechs Monaten steinfrei. Allerdings lassen sich nicht alle Gallensteine auf diese Weise entfernen. Die Steine dürfen nicht stark verkalkt und auch nicht größer als etwa drei Zentimeter sein. Günstig ist die Zertrümmerung bei Patienten mit nur einem Stein – bei mehr als drei Gallensteinen kann die Methode nicht angewendet werden.

8. Kapitel

Gicht

Das Zipperlein beginnt am großen Zeh

Vorausgesetzt, daß kein Organschaden vorliegt, können Sie die tückische Gicht durchaus mit der Homöopressur und einer bestimmten Diät in Schach halten. Das Generalmittel der Homöopressur heißt ›Bärlapptropfen‹. Nun brauchen Sie nur noch den richtigen Pressurpunkt zu kennen: Er liegt an beiden Händen auf der Kleinfingerseite; wie Sie den Punkt auffinden, wird im folgenden noch genau erklärt.

Die richtige Diagnose können Sie fast immer auch ohne medizinische Vorkenntnisse stellen. Denn in 90 Prozent aller Fälle beginnt das ›Zipperlein‹, wie es früher genannt wurde, am Grundgelenk der großen Zehe. Hitzegefühl, Rötung, Schwellung und peinigender Schmerz bei leisester Bewegung und Berührung sind fast untrügliche Anzeichen für einen akuten Gichtanfall.

Und so werden Sie mit den ärgsten Beschwerden fertig: Lassen Sie alle vier Stunden zehn Bärlapptropfen auf der Zunge zergehen (die lateinische Bezeichnung des homöopathischen Mittels lautet ›Lycopodium D 3-Tropfen‹). Drücken Sie jede halbe Stunde den Gichtpunkt mit der Zeigefingerkuppe mit langsam zunehmender Kraft mehrmals für etwa 10 Sekunden; lockern Sie den Druck dann ebenso vorsichtig, bis Sie den Finger wieder ganz wegnehmen. Überdies sollten Sie das unerträglich schmerzende Gelenk mit einem kalten Heilerde-Umschlag versehen. Drei Eßlöf-

So
finden Sie den
Generalpunkt

Schließen Sie die linke Hand zur Faust. Tasten Sie
mit dem rechten Zeigefinger vom Grundgelenk
des linken kleinen Fingers abwärts über die
weiche Rundung des Handballens, bis Sie über
eine kleine Mulde auf einen Knochenvorsprung
treffen – dies ist das sogenannte Erbsenbein. Bei
der ›Mulde‹ handelt es sich um einen Gelenkspalt,
der vom fünften Mittelhandknochen und dem
Hakenbein gebildet wird. In der Tiefe liegt der
gesuchte Punkt.

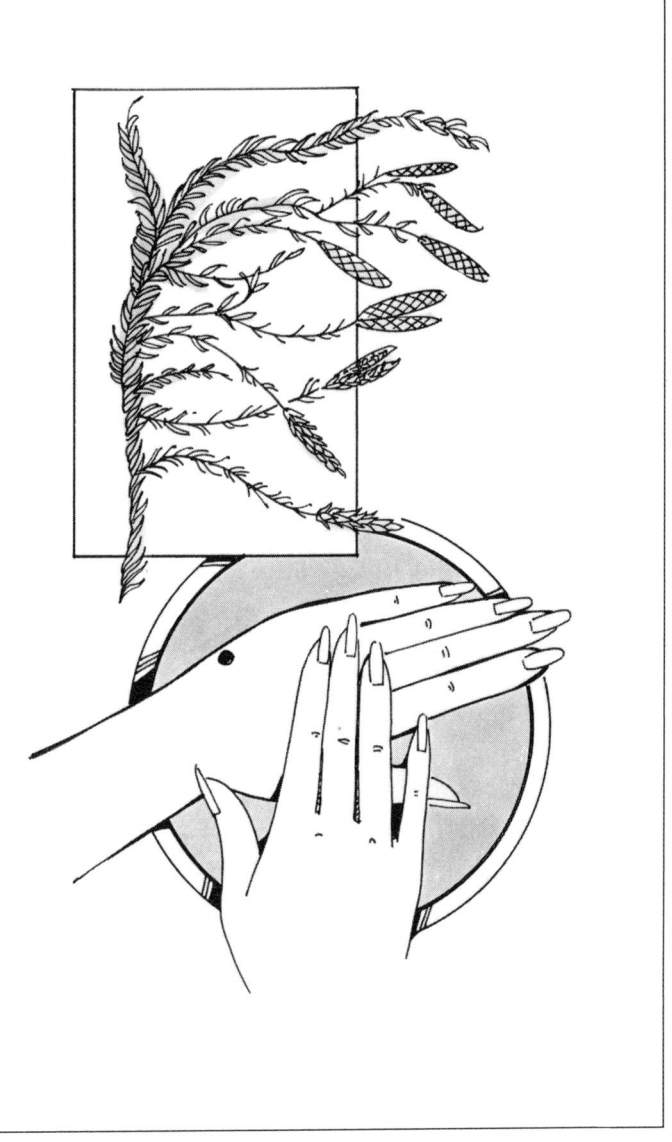

fel pulverisierte Heilerde werden mit etwas kaltem Wasser zu einem dicken Brei verrührt; diesen trägt man auf einen feucht-kalten Waschlappen auf, der auf das entzündete Gelenk gelegt und mit einem trockenen Handtuch abgewickelt wird.

Nach dem ersten Gichtanfall sollten Sie allerdings einen Arzt aufsuchen und ein Blutbild machen lassen. Ist der Harnsäurespiegel im Blut erhöht, gibt es an der Diagnose keinen Zweifel mehr.

Heute weiß man, daß die Stoffwechselstörung Gicht erblich ist. Doch keineswegs wird jeder mit dieser Erbanlage auch eines Tages zum Gichtpatienten. Ausschlaggebend ist letztendlich ein Überangebot von Harnsäure im Blut. Sie lagert sich in Form von feinen Kristallen im Bindegewebe, an den Gelenken und in der Niere ab. Die Harnsäurekristalle entstehen aus Purin, einem Stoff, der in vielen Lebensmitteln enthalten ist. Eine entsprechende Diät ist deshalb bei der Gichtbehandlung unerläßlich.

Bisher konnte man davon ausgehen, daß Männer etwa zehnmal häufiger von Gicht betroffen waren als Frauen. Aber in den letzten Jahren hat sich das Bild gewandelt. Immer häufiger leiden auch Frauen unter Gicht – nicht zuletzt die Folge eines gesteigerten Alkoholkonsums. Denn Alkohol enthält sehr viel Purin, das in der Leber in Harnsäure umgewandelt wird. Darüber hinaus hemmt Alkohol die Harnsäureausscheidung und läßt ihre Konzentration im Körper ansteigen. Besonders gefährlich sind in dieser Hinsicht Sekt, Burgunderwein, Sherry und Bier.

In Notzeiten – so in den Hungerjahren nach den beiden Weltkriegen – war die Gicht so gut wie ausgerottet. Deshalb wird sie mit Recht auch als ›Wohlstandskrankheit‹ bezeichnet.

Wie eng gutes Leben und Gicht im Zusammenhang stehen, beweist auch die Tatsache, daß die Hälfte aller Gichtpatienten erhebliches Übergewicht hat. Wenn man abspeckt, fällt automatisch auch der Harnsäurespiegel im Blut wieder ab.

Das Gichtmittel: Lycopodium

Das Gichtmittel der Homöopressur wird aus Keulenbärlapp (Lycopodium) gewonnen. Zur Herstellung der Tinktur finden die zerriebenen Sporen der Arzneipflanze Verwendung. Schon vor 450 Jahren schrieb der deutsche Botaniker HIERONYMUS BOCK: »Bärlappen zerstossen – dienet sehr wohl zum hitzigen Podagra« (griechisch = Podos: des Fußes, agra: Fangeisen), womit nichts anderes als die Gicht gemeint ist. Die Inhaltsstoffe des Bärlapps wirken insbesondere auf die Stoffwechselfunktionen der Leber und auf die Harnsäureproduktion.

So muß man sich bei Gicht ernähren

Durch eine purinarme Diät können erhöhte Harnsäurewerte gesenkt und damit der Gicht Einhalt geboten werden. Als Standardkost gilt eine energiearme, vitamin- und ballaststoffreiche Diät. Der Fettanteil soll 30 bis 35 Prozent nicht überschreiten. Die üblichen Koch- und Streichfette sind durch solche mit einem hohen Anteil an mehrfach ungesättigten Fettsäuren zu ersetzen. Etwa 15 Prozent der Energiezufuhr entfallen auf Eiweiß, wobei purinreiche Nahrungsmittel gemieden werden müssen. Dazu gehören Innereien, gekochtes Rind- und Schweinefleisch, Hammelfleisch, Hühnerbrust, Muscheln, Sprotten, Forellen, Linsen, Gerstenmehl und Schokolade. Purinfrei sind dagegen Äpfel, Birnen, Eier, Milch und Milchprodukte, Reis und Zucker. Einen niedrigen Puringehalt haben Cornflakes, Gurken, Heidelbeeren, Honig, Kartoffeln, Kohlrabi, Kopfsalat, Marzipan, Orangen, Preiselbeeren, Rhabarber, Schwarzwurzeln, Tomaten, Zwiebeln.

Wer hohe Harnsäurewerte hat, sollte viel trinken, weil gleichzeitig oft die Neigung zu Nierensteinen besteht. Am besten geeignet sind alkalische Wässer. Aber auch Tee, Kaffee und Kakao dürfen getrunken werden.

9. Kapitel

Gürtelrose

Wenn Juckreiz und Bläschenausschlag quälen

Die sogenannten Leitsymptome geben dem erfahrenen Homöopathen wie dem Laienbehandler erste wichtige Hinweise auf das zutreffende homöopathische Medikament. Es handelt sich um Hauptmerkmale einer gesundheitlichen Störung im Hinblick auf eine bestimmte Arznei, die sich meist in sehr zahlreichen Prüfungen bewährt hat. Dies sind die Leitsymptome von Seidelbast-Tropfen: Hautentzündungen mit heftigem Juckreiz und Bläschenausschlag, gleichzeitig aber auch scharfe, schießende und ziehende neuralgische Beschwerden – es sind die Begleiterscheinungen der Gürtelrose.

Die Krankheit hat ihren Namen von dem brennenden Bläschenausschlag, der sich auf den betroffenen Körperpartien wie ein Gürtel (entlang dem Ausbreitungsgebiet eines Nervs) einseitig auf der Haut bildet. Vorwiegend tritt die Gürtelrose am Oberkörper, meist auf dem Rücken, auf; der Bläschenausschlag kann sich aber auch im Gesicht, an den Beinen, an den Schleimhäuten der Mundhöhle, an den Genitalien oder sogar – in seltenen Fällen – auf dem ganzen Körper zeigen. Hervorgerufen wird die Gürtelrose durch genau die gleichen Viren, die auch die ansteckende Kinderkrankheit Windpocken auslösen. Vielfach waren die Erwachsenen, die einmal von einer Gürtelrose befallen werden, in der Kindheit auch an Windpocken erkrankt.

Wenn Sie bei den ersten Anzeichen der äußerst schmerzhaften Erkrankung alle drei Stunden zehn bis 15 Seidelbast-Tropfen (die Fachbezeichnung ist ›Mezereum D 4‹) auf die Zunge träufeln, können Sie den Verlauf der Erkrankung meist erheblich abmildern. Massieren Sie gleichzeitig den zur Homöopressur gehörigen Generalpunkt gegen die oft unerträglichen neuralgischen Gürtelrose-Schmerzen: Er liegt genau in der Mitte der Handgelenksfurche zwischen zwei deutlich tastbaren Sehnen. Drücken Sie diese Stelle bei starken Schmerzen jede Stunde für etwa zwanzig Sekunden mit kurzen Intervallen dreimal hintereinander!

Der Arzt bezeichnet die Gürtelrose als ›Herpes zoster‹ (im Gegensatz zum Bläschenausschlag an der Lippe = ›Herpes labialis‹). Meist kündigt sich die Erkrankung schon einige Tage vor Ausbruch durch heftige Nervenschmerzen an.

Dann wird die Haut an einer umschriebenen Stelle rot, und schließlich erscheinen die typischen Herpesbläschen. Der Ausschlag ist berührungsempfindlich, nicht selten beginnt er auch zu eitern. Der Patient fühlt sich matt und abgeschlagen, manchmal stellt sich auch leichtes Fieber ein.

Absolute Bettruhe ist im akuten Zustand der Krankheit unerläßlich. Essen Sie reichlich Vitamin-B-haltige Nahrungsmittel, besonders Vollkornprodukte, Sojaerzeugnisse, Leber, mageres Fleisch und täglich einen kleinen Würfel Bierhefe.

Feuchtkühle Umschläge auf Waden und Unterarme ziehen durch eine Umverteilung des Blutes den Schmerz aus dem Entzündungsgebiet. Trinken Sie Hagebutten-Tee, der sich vornehmlich bei diesem Krankheitsbild seit je in der Volksheilkunde bewährt hat. So stellen Sie ihn her: Zerkleinern Sie einen Eßlöffel Hagebutten mit den Kernen und lassen Sie die Droge mit einer Tasse Wasser zwanzig Minuten lang sieden. Mit Kandiszucker süßen und drei- bis viermal täglich trinken. Um die Nierentätigkeit anzuregen,

So
finden Sie den
Generalpunkt

Legen Sie die Hand so auf den Tisch, daß Sie in
den Handteller hineinschauen können. Dort, wo
der Handteller ins Handgelenk übergeht, sehen
Sie deutlich mehrere tiefe Hautfalten. Genau in
der Mitte der ersten dieser sogenannten Hand-
gelenksfurchen liegt der gesuchte Akupressurpunkt.
Rechts und links neben dem Punkt kann man
deutlich zwei dicke Sehnen fühlen: daumenwärts
den sogenannten Handbeuger und daneben den
Hohlhandspanner. Die regelmäßige Massage
dieses Punktes – am besten mit der Zeigefingerkuppe – lindert nach Auffassung der traditionellen
chinesischen Medizin die Beschwerden einer
Gürtelrose. Der Punkt gehört zu den ›Sedierungspunkten‹ – ihre Behandlung führt zu einer
Beruhigung der gereizten Nerven.

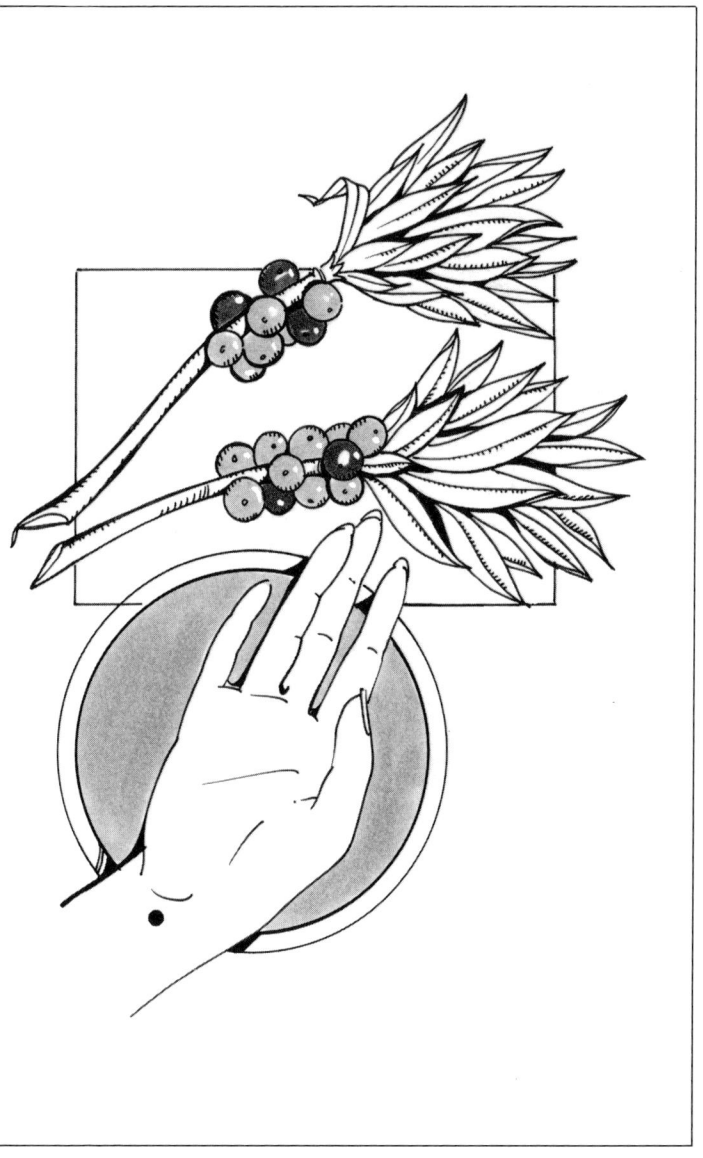

sollten Sie zusätzlich morgens und abends je eine Tasse Goldruten-Tee trinken.

In der Regel trocknen die Bläschen nach etwa einer Woche aus und verkrusten. Vielfach verschwindet der Hautausschlag dann völlig, die mitunter schweren neuralgischen Beschwerden bleiben jedoch bestehen. Manche Patienten leiden noch Monate oder sogar Jahre später unter Nervenschmerzen. Auch in diesem Zustand kann noch die Einnahme von ›Mezereum D 4‹, dreimal täglich zehn Tropfen, Besserung bringen.

Die Gürtelrose rechnet man zu den ›rezidivierenden‹ Krankheiten. Das heißt, nach Abheilen und langer Zeit der Beschwerdefreiheit kann der Bläschenausschlag mit der gleichen Heftigkeit wieder auftreten. Vorbeugen können Sie allenfalls über eine Kräftigung des körpereigenen Abwehrsystems durch Wasseranwendungen nach Pfarrer Kneipp, möglichst naturbelassene Ernährung und viel Bewegung an der frischen Luft.

Das Rose-Mittel: Daphne Mezereum

Das Hauptmittel der Homöopressur gegen die Beschwerden einer Gürtelrose wird aus der frischen Zweigrinde des Seidelbastes gewonnen.

In vergangenen Jahrhunderten wurden Arzneien aus dieser alten Heilpflanze – botanisch: Daphne Mezereum – gegen die Wassersucht und als Abführmittel empfohlen. Im Mittelalter sollte der Seidelbast gegen Hexerei und Zauberei schützen.

Eingang in die Homöopathie hat die schöne grünglänzende Pflanze mit den scharlachroten Steinfrüchten wegen ihrer stark hautreizenden Eigenschaften gefunden. Wenn man die Haut mit der Rinde einreibt, ergibt sich ein ähnlicher Hautausschlag wie bei der Gürtelrose. Aber das homöopathische Mittel ›Merzereum D 4-Tropfen‹ ist natürlich ungiftig.

Kortison – nur unter ärztlicher Kontrolle

Vielfach schaut man beim Auftreten einer Hauterkrankung zuerst einmal in die Hausapotheke. Meist gibt es da eine Salbe oder eine Creme, die einem früher schon einmal geholfen hat. Möglicherweise findet sich auch ein Kortison-Präparat, das gelegentlich vom Arzt verordnet wurde. Im Fall eines Bläschenausschlags wie bei der Gürtelrose oder einem Herpes-Bläschen an der Lippe sollten Sie unbedingt die Finger davon lassen. Beides sind nämlich Viruserkrankungen – und da kann man mit Kortison absolut nichts ausrichten. Kortison ist im übrigen die stärkste entzündungshemmende Substanz, die man in der Medizin kennt. Der Umgang mit ihr ist allerdings nicht unproblematisch. Die Nebennierenrinde schüttet nämlich täglich etwa fünf Milligramm des körpereigenen Hormons Kortisol (in Abgrenzung dazu nennt man das Arzneimittel Kortison) aus. Nimmt man diesen Stoff jetzt zusätzlich über einen längeren Zeitraum in Tablettenform ein, kann es schon bei einer Tagesdosis von 7,5 Milligramm zu schweren Nebenwirkungen wie Fettsucht und Hautschäden kommen – und die Nebennierenrinde stellt die Kortisol-Produktion ein. Deshalb: Kortison-Behandlungen nur unter ärztlicher Kontrolle durchführen, nicht auf eigene Faust unterbrechen und bei Gewichtszunahme oder Hautveränderungen sofort mit dem Arzt sprechen.

10. Kapitel

Hämorrhoiden

Man muß ohne Scham darüber sprechen

Erkrankungen des Enddarms sind enorm weit verbreitet. Vor allem sind es die lästigen und oft sehr schmerzhaften Hämorrhoiden, die nach Schätzungen rund zwanzig Millionen Bundesbürgern zu schaffen machen. Zu denken gibt die Tatsache, daß bei den Krankenkassen lediglich fünf Millionen registriert sind – ein untrügliches Zeichen dafür, daß dreiviertel der Betroffenen aus falscher Scham nicht zum Arzt gehen. Die Analregion ist eine Tabuzone, über die man nicht gerne spricht. Das ist der Grund, warum die meisten Patienten zunächst versuchen, sich selbst zu helfen. Wer es richtig anfängt, mag das ohne weiteres tun. Zum Beispiel mit der Homöopressur. Vielfach wird man allein dadurch seine Beschwerden los.

Unser Hauptmittel zur innerlichen Einnahme sind Hamamelis-Tropfen (Hamamelis-Urtinktur, dreimal täglich zehn Tropfen eine halbe Stunde vor den Mahlzeiten auf der Zunge zergehen lassen).

Zu den sehr unangenehmen Begleiterscheinungen von Hämorrhoidalbeschwerden zählen Blutungen, Juckreiz, Brennen, Nässen und dauerndes Druckgefühl in der Enddarm-Region. Da es sich vielfach um feinste Hautschäden handelt, sollte man auch äußerlich etwas tun. Greifen Sie aber bitte nicht zu irgendwelchen Restbeständen an Salben, die der Arzt vielleicht einmal zur Behandlung irgendeiner anderen Hauterkrankung verordnet hat.

Wundheilungsfördernd und juckreizstillend wirken die Inhaltsstoffe der Hamamelis auch in einer Salbenzubereitung. Damit reibt man die betroffenen Hautpartien dreimal täglich und nach jedem Stuhlgang leicht ein.

Und nun zur Akupressur: Stimulieren Sie mehrmals täglich den chinesischen Punkt ›Chang-Tsiou‹ mit der Daumenkuppe. Die Stelle liegt an der Innenseite des Fußes, etwas unterhalb des Knöchels, und zwar sowohl am linken als auch am rechten Fuß.

An einer Grundbehandlung, bestehend aus einem Fünfpunkteprogramm, kommen Sie aber nicht vorbei, wenn Sie Ihre Beschwerden endgültig loswerden wollen:

1. Darmpflege. Darunter versteht man einen geregelten Stuhlgang ohne Abführmittel. Auch bei einer Verstopfung läßt sich dies durch ballaststoffreiche Ernährung, viel Bewegung an der frischen Luft und pünktliche Stuhlentleerungen erzielen.

2. Ernährung. Bereiten Sie sich jeden Morgen ein Müsli aus Joghurt, ungeschroteten Leinsamenkörnern, Weizenkleie, geraffelten Äpfeln oder Möhren und zwei Teelöffeln Milchzucker; essen Sie ausschließlich Vollkornbrotsorten.

3. Analhygiene. Peinliche Sauberkeit ist das A und O jeder Behandlung. Waschen Sie die Analregion nach jedem Stuhlgang mit kaltem Wasser. Hilfreich, vor allem für unterwegs, sind auch feuchte Tüchlein ohne Duft- und Reizstoffe, die es in der Apotheke gibt.

4. Bewegung. Einer der Hauptgründe für eine Verstopfung, die häufig das Grundübel für Hämorrhoidalbeschwerden ist, liegt im Bewegungsmangel. Wenn Sie einen Schreibtischjob haben, versuchen Sie, so oft wie möglich vom Stuhl aufzustehen und umherzulaufen; meiden Sie Fahrstühle und Rolltreppen, raffen Sie sich nach Feierabend zumindest zu längeren Spaziergängen auf.

So
finden Sie den
Generalpunkt

Ziehen Sie Schuhe und Strümpfe aus und legen Sie
zunächst den linken Fuß auf das rechte Knie. Der
gesuchte Akupressurpunkt liegt zwei Fingerbreit
unterhalb und zwei Fingerbreit zum Spann in einer
kleinen Vertiefung, die man deutlich ertasten
kann. Diese Stelle sollten Sie mindestens dreimal
täglich kräftig mit der Kuppe des rechten Daumens
massieren, und zwar am besten nach Einnahme
der homöopathischen Hamamelis-Tropfen.
Führen Sie die Druckpunktmassage in Intervallen aus: Fünf Sekunden kräftig drücken, los-
lassen, fünf Sekunden warten, abermals drücken –
insgesamt zehnmal hintereinander. Im Anschluß
daran verfahren Sie so auf gleiche Weise mit
dem rechten Fuß.

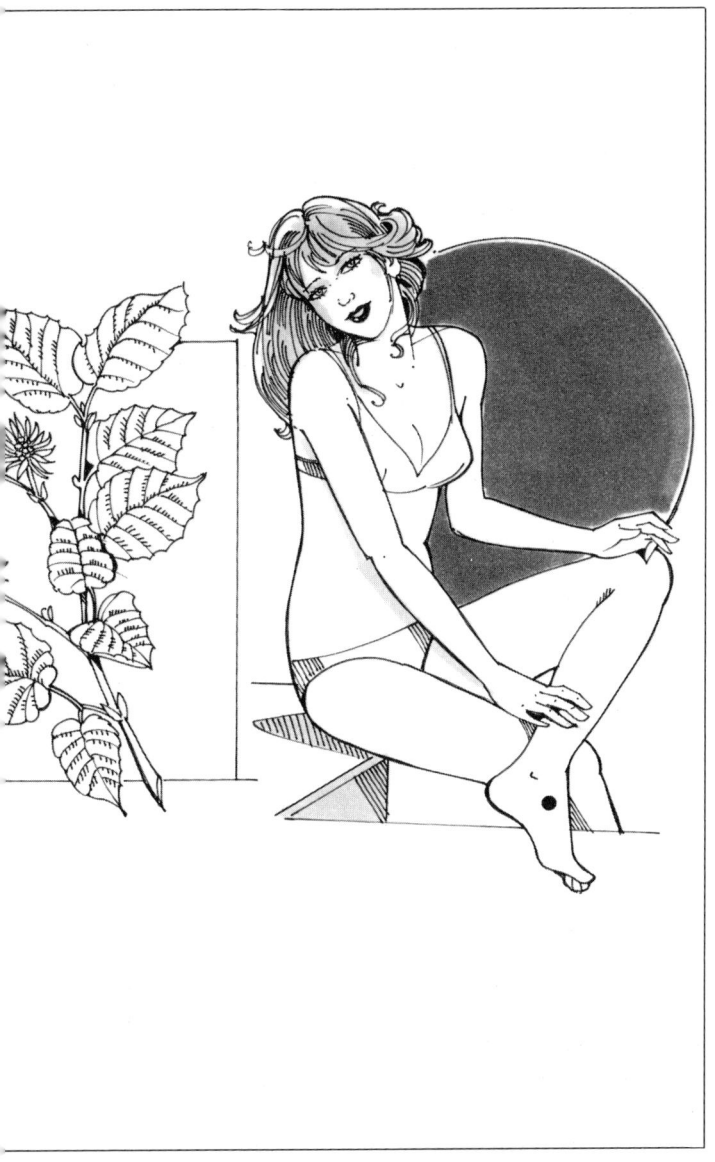

5. Gymnastik. Rumpfbeugen und ruckartiges Pressen und Einziehen der Bauchdecke bringt den Darm auf Trab. Aber auch den Afterschließmuskel kann man durch kurzes Zusammenziehen und Entspannen (dreimal dreißigmal am Tag!) regelrecht trainieren. Durch diese Übung werden vor allen Dingen bereits bestehende Hämorrhoidalknoten entstaut.

Das Hämorrhoidal-Mittel: Hamamelis

Hamamelis – bei uns auch unter dem Namen ›Zauberstrauch‹ oder ›Zaubernuß‹ bekannt und angebaut – wird seit je in der Volksheilkunde gerühmt. Die Hauptwirkungen der Inhaltsstoffe aus der frischen Rinde, den Zweigen und Wurzeln beruhen auf blutstillenden, entzündungshemmenden und entstauenden Eigenschaften. Entstaut werden vor allem die venösen Blutgefäße. Gerade darum handelt es sich bei Hämorrhoidalknoten: Es sind die ausgesackten Endvenen des Afterschließmuskels. Wenn hartnäckige Blutungen nicht zum Stillstand kommen, darf man die Normaldosis von dreimal täglich 10 Tropfen ›Hamamelis-Urtinktur‹ unbedenklich auf 20 Tropfen erhöhen.

Im Zweifelsfall hilft der Proktologe

Den meisten Patienten ist es unangenehm, mit ihrem Arzt über ein Hämorrhoidalleiden zu sprechen. Gleichermaßen wird aber auch die Untersuchung der Analregion gescheut. Dies zeigt, daß die gesetzliche Vorsorge auf Krankheiten des Dick- und Mastdarms nur recht selten wahrgenommen wird – von Frauen immerhin noch zu 30 Prozent, von den Männern aber lediglich zu 14 Prozent. Dennoch: Wenn Sie mit der Selbstbehandlung von Hämorrhoidalleiden nach etwa drei bis vier Wochen keinen Erfolg haben, sollten Sie unbedingt einen Arzt aufsuchen. Zuständig wäre ein Facharzt, der sogenannte Proktologe (Proktologie = die Erkrankungen des Mastdarms betreffendes Teilgebiet der Medizin) oder aber ein Hautfacharzt. Die für Sie möglicherweise peinliche Konsultation des Arztes ist deshalb so wichtig, weil sich hinter den Begleiterscheinungen der meist harmlosen Hämorrhoiden auch sehr ernsthafte Erkrankungen verstecken können. Größere Darmknoten kann der Arzt veröden oder mit einer sogenannten Gummibandligatur entfernen. Eine Operation ist heute nur noch bei etwa zehn Prozent der betroffenen Patienten notwendig.

11. Kapitel

Herzkrampf

Halten Sie doch einfach mal die Luft an!

Ein Herzanfall ist zwar stets eine beängstigende Sache, zum Glück aber nicht immer lebensgefährlich. An manchen Brustschmerzen, die einen Herzanfall oder Herzkrampf signalisieren, ist das Herz selbst gar nicht beteiligt. So können beispielsweise auch Erkrankungen der Wirbelsäule, Nervenentzündungen zwischen den Rippen, aber auch das Rippenfell selbst oder die Lungen ›Herzschmerzen‹ vortäuschen. Es gibt einen einfachen Trick, um herauszufinden, ob das Herz bei dem Anfall wirklich beteiligt ist: Halten Sie die Luft an – nur Schmerzen, die vom Herzen kommen, bleiben dann noch bestehen; Schmerzen anderer Ursache verschwinden.

Grundsätzlich sollten Sie nach einem ersten Anfall dieser Art (der unter Umständen zehn Minuten bis 15 Minuten anhalten kann) Ihren Hausarzt aufsuchen und die Geschichte abklären lassen. Überdies ist es vernünftig, die von ihm verordneten Medikamente weiterhin gewissenhaft einzunehmen. Mit der Homöopressur können Sie sich dann allerdings zusätzlich das Leben leichter machen, wenn das Anfallsleiden chronisch geworden ist: Lassen Sie gleich zu Beginn des Herzkrampfes zehn Tropfen des homöopathischen Mittels ›Cactus D 2‹ auf der Zunge zergehen. Akupressieren Sie immer wieder in Intervallen den Generalpunkt gegen Herzschmerzen am Handgelenk – bis die Beschwerden nachlassen.

Der Arzt wird diagnostizieren, was den Herzkrampf bei Ihnen ausgelöst hat. Vielfach handelt es sich um einen sogenannten Angina pectoris-Anfall. Diese ›Brustenge‹ wird, meist während körperlicher Anstrengung, durch einen Sauerstoffmangel in den Herzkranzgefäßen hervorgerufen. Zugrunde liegt eine beginnende Arteriosklerose, eine Verengung der arteriellen Gefäße, die den Herzmuskel mit Blut versorgen.

Wie so etwas entsteht, ist immer noch nicht genau geklärt. Aber Experten sind sich einig, daß unter fast einem Dutzend Risikofaktoren die ›großen Drei‹ – nämlich Bluthochdruck, erhöhte Cholesterinwerte und Rauchen – eine Sonderstellung einnehmen (nach der Statistik sind über 40jährige Frauen, die rauchen und die Pille einnehmen, zusätzlich gefährdet).

Damit liegt auf der Hand, wie Sie Ihr Leiden bessern, zumindest aber ein Fortschreiten aufhalten können: blutdrucksenkende Medikamente müssen regelmäßig eingenommen werden, vom Zigarettenkonsum muß man sich endgültig lossagen, und der erhöhte Blutfettspiegel muß normalisiert werden.

Interessant ist die neue Erkenntnis, daß eines der insgesamt fünf cholesterinhaltigen Blutfette, und zwar das sogenannten HDL, eine herzschützende Wirkung ausübt. Von praktischer Bedeutung ist die Tatsache, daß man durch eine bestimmte Diät (weniger Wurst, Fleisch und andere tierische Nahrungsmittel, dafür mehr Gemüse, Kartoffeln und pflanzliche Fette) zum einen den Gesamtcholesterinwert senken, zum anderen den schützenden HDL-Anteil steigern kann.

Darüber hinaus sollten Sie auch mit anderen bewährten Maßnahmen der Naturheilkunde vertraut sein, um einen Herzanfall zu kupieren. Wärme dehnt beispielsweise die Blutgefäße aus und sorgt für eine bessere Durchblutung. Richtig sind also heiße Kompressen auf die Herzgegend (der vielfach verwendete ›kalte Waschlappen‹ ist verboten!), auch warme Hand- und Unterarmbäder.

So
finden Sie den
Generalpunkt

Legen Sie die linke Hand mit dem Rücken auf den
Tisch, so daß Sie in den Handteller hineinsehen
können. Fahren Sie nun mit dem rechten Daumen
an der Kleinfingerseite herab, bis Sie am Ende des
Handballens zwischen den beiden sichtbaren
Handwurzelfalten eine Mulde ertasten können.
Wenn Sie jetzt versuchen, den Ring- und Klein-
finger nach außen abzuspreizen, wird die Mulde
deutlich größer – in ihrer Tiefe liegt der gesuchte
Punkt. Mit der Kuppe des rechten Daumens läßt
er sich wirksam akupressieren. Verfahren Sie so
abwechselnd – nach jeweils drei Druckpunkt-
massagen von etwa zehn Sekunden (zählen Sie
dabei langsam von 20 bis 30) – am linken und
am rechten Handgelenk.

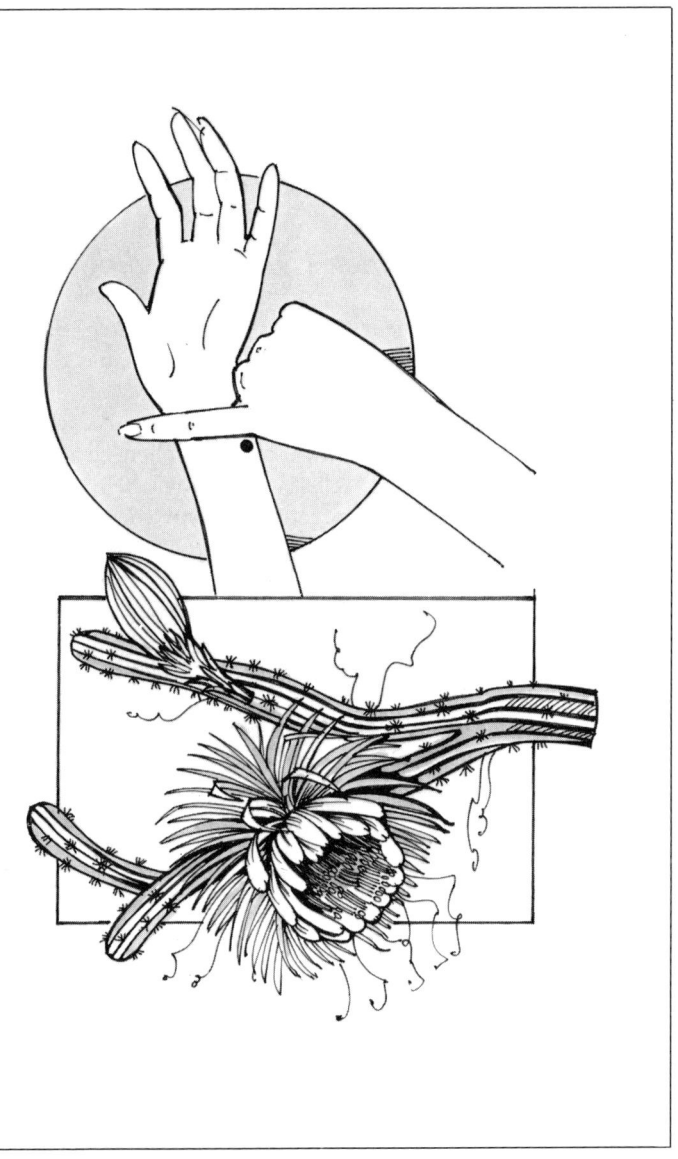

In der beschwerdefreien Zeit sollten Sie das homöopathische Mittel ›Cactus D 2-Tropfen‹ regelmäßig einnehmen (dreimal täglich zehn Tropfen); überdies sorgt ein Weißdorn-Tee (morgens nüchtern und abends vor dem Schlafengehen je eine Tasse) für eine bessere Durchblutung und eine Kräftigung des Herzmuskels.

Das Herzkrampf-Mittel: Cactus grandiflorus

Aus den frischen Stengeln und prächtigen Blüten der ›Königin der Nacht‹ (Cactus grandiflorus) wird eines der wichtigsten Herzmittel der Homöopathie gewonnen. Regelmäßig eingenommen, vermag es die Intervalle zwischen wiederkehrenden Angina pectoris-Anfällen zu vergrößern und die Anfälle selbst abzuschwächen. Ein ›zusammenschnürendes Krampfgefühl‹ ist typisches Merkmal für die Anwendung von Cactus-Tropfen. Aber auch andere Herzempfindungen wie Druck, Spannung, Bohren, Ziehen, Stechen oder Brennen lassen sich bessern. Immer aber gehören Angstgefühl, beklemmende Atemnot und Blutandrang zum Kopf zum Arzneimittelbild von Cactus.

Fischöl senkt die Blutfettwerte

Natürliches Fischöl, so hat ein Ärzteteam vom Londoner Chest-Krankenhaus jetzt in mehreren Studien herausgefunden, vermag erhöhte Blutdruckwerte um rund zehn Millimeter zu senken. Wie der blutdrucksenkende Effekt des Fischöls zustande kommt, ist noch unklar. Gewiß spielen aber dabei die sogenannten Omega-Fettsäuren eine Rolle, die auch in einigen pflanzlichen Ölen vorkommen. Die englischen Wissenschaftler sehen in Fischöl eine Nahrungsergänzung, die man als harmlose Alternative zur Behandlung von Bluthochdruck und erhöhten Cholesterinwerten empfehlen kann. Insbesondere läßt sich die bei der

Behandlung von solchen Erkrankungen wichtige Diät (Fettverzehr im Verhältnis von 1/3 gesättigten zu 2/3 mehrfach ungesättigten Fettsäuren) durch Fischölkapseln sinnvoll unterstützen.

Cholesterin –
lebensnotwendig und gefährlich

Das oft verteufelte Cholesterin ist nach den neuesten Erkenntnissen eine lebensnotwendige Substanz: Sie ist unerläßlich für Blutbildung, Körperabwehr und Fruchtbarkeit. Das ist der Grund, warum von der Leber sogar ständig Cholesterin produziert wird. Überdies nimmt man die Substanz mit der Nahrung auf – aber wer gesund ist, hat nichts zu befürchten. Denn wenn man reichlich Cholesterin zu sich nimmt, drosselt der Organismus ganz automatisch die Eigenproduktion.

Cholesterin ist ein Sammelbegriff für ganz verschiedene Blutfettverbindungen. Bisher nahm man an, daß diese die vorzeitige Adernverkalkung herbeiführen könnten. Stoffwechselexperten haben aber herausgefunden, daß Cholesterin sowohl ›guter‹ als auch ›böser‹ Natur sein kann. Fälschlicherweise werden meist für die Messung des Cholesterinspiegels alle Werte einfach addiert. Ein hoher Cholesterinspiegel sagt daher noch gar nichts über den Anteil von nützlichem oder schädlichem Blutfett. Fragen Sie deshalb Ihren Arzt, wenn er etwa in Ihrem Blutbild das ›Gesamtcholesterin‹ für zu hoch befindet, unbedingt nach dem ›guten‹ (HDL-Anteil) und nach dem ›schlechten‹ (LDL-Anteil). Ist lediglich der HDL-Anteil erhöht, können Sie froh sein: Er hält die Gefäße elastisch und sorgt für mehr Lebensdauer und Gesundheit. Selbstverständlich brauchen Sie dann auch nicht irgendwelche Tabletten zu schlucken.

12. Kapitel

Herzrhythmusstörungen

Neunzig Prozent sind harmloser Natur

Oft passiert es abends im Bett, und vor lauter Angst kann man dann nicht mehr einschlafen: Man hat sich gerade erst hingelegt, da ›stolpert‹ das Herz – eine beunruhigende Angelegenheit. Millionen geht es so, obwohl sie tagsüber wirklich schwere Arbeit leisten und ihr Herz dabei so gut wie überhaupt nicht wahrnehmen.

Wenn Herzrasen, Herzstolpern ode ein Herzaussetzer zum ersten Mal auftreten, ist es unbedingt richtig, diese Gesundheitsstörung vom Arzt abklären zu lassen. Besser ist es sogar noch, die Diagnose im Krankenhaus stellen zu lassen, wo auch zum Beispiel ein Langzeit-EKG (Elektrokardiogramm = Aufzeichnung einer Herzstromkurve) zu den Routineuntersuchungen gehört. Immerhin können eine Verengung der Herzkranzgefäße oder eine akute Herzmuskelentzündung dahinterstecken. Aber durch Abhorchen der Herztöne, eine Röntgenaufnahme des Herzens, Belastungs-EKG und Langzeit-EKG läßt sich einwandfrei feststellen, ob das Herz organisch gesund ist. Ist dies der Fall, darf der Patient ganz beruhigt sein. Ein aufklärendes Gespräch hilft in solchen Fällen mit Sicherheit besser als Beruhigungstabletten.

Man darf sich vor allem dann nicht in unbegründete Ängste hineinsteigern, wenn die Rhythmusstörung nach einigen Tagen oder Wochen erneut auftritt. Denn innerhalb solch kurzer Zeit entwickelt sich keine Erkrankung der Herzkranzgefäße. Wenn Sie wissen, daß Sie ›nur‹ ein nervöses Herz haben, dürfen Sie natürlich auch versuchen, vor allem länger anhaltendes, lästiges Herzklopfen abzustellen. Das macht man zum Beispiel durch festen Fingerdruck auf die Augäpfel oder durch Trinken von eiskaltem Sprudelwasser. Auch mit der Homöopressur haben Sie eine ausgezeichnete Waffe gegen nervöse Herzbeschwerden: Lassen Sie fünf bis zehn Adonisröschen-Tropfen auf der Zunge zergehen (bei chronischen Beschwerden dreimal täglich) und drücken Sie mit der Daumenkuppe mehrmals kräftig auf den chinesischen Akupunkturpunkt ›Chao-Tchrong‹. Er liegt an der Innenseite des Kleinfingernagels und soll sowohl an der linken wie an der rechten Hand behandelt werden.

Herzstolpern, Herzrasen oder deutlich unregelmäßiges Klopfen können sich häufen, sogar Stunden anhalten. Die Angst davor, daß das Herz bei solchen ›Sensationen‹ dann irgendwann einmal stehenbleibt, ist besonders unter jüngeren Menschen weit verbreitet. Jedem, der darunter zu leiden hat, wird diese wissenschaftliche Erkenntnis gewiß ein Trost sein: 90 Prozent aller Herzrhythmusstörungen haben keinen krankhaften Charakter und sind harmloser Natur.

Die Ursache von Herzrhythmusstörungen ist bis heute nicht geklärt. Niemand kann sagen, wann sie auftreten oder wie lange sie andauern. Vielfach treten sie in Ruhe auf, also wenn der Patient abschaltet oder sich entspannen will. Wer sich dagegen ohne Herzschmerzen oder Atemnot belasten kann und sich dabei wohlfühlt, der darf davon ausgehen, daß er ein gesundes Herz hat.

In den USA spricht man vom ›Holiday-Syndrom‹ – und meint damit typische Rhythmusstörungen, die vorwiegend im Urlaub auftreten, wenn mehr Alkohol getrunken wird als sonst. Wird der Alkoholkonsum nach Rückkehr aus den Ferien wieder eingeschränkt, bleiben auch die Herzattacken wieder aus. Ärzte führen diese anfallartigen Herzbeschwerden auf bestimmte Abbauprodukte des Alkohols

So
finden Sie den
Generalpunkt

Erfassen Sie den linken kleinen Finger mit den
drei Mittelfingern und dem Daumen der rechten
Hand. Der Daumen kommt dabei etwas unterhalb des Kleinfingernagels, und zwar an der
Innenseite, zu liegen. Auf diese Weise läßt sich der
Akupunkturpunkt ›Chao-Tchrong‹ am einfachsten
stimulieren: Der Punkt liegt exakt zwei Millimeter
unterhalb und zwei Millimeter seitlich von
der Nagelfalzecke des kleinen Fingers. Drücken
Sie einfach mit dem Daumennagel auf diese Stelle.
Bei Beschwerden sollten Sie zunächst den Punkt
an der linken Hand, dann an der rechten Hand
akupressieren. Die Druckmassage hilft sowohl
bei nervösen Herzbeschwerden als auch bei
Kreislaufschwäche.

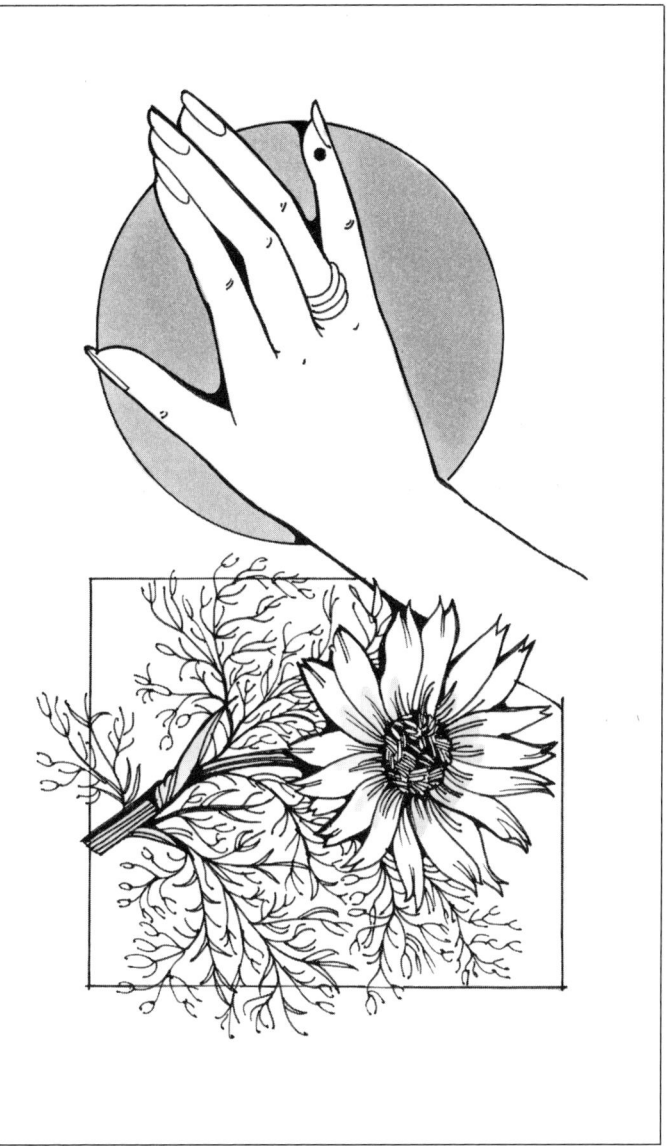

zurück (vor allem bei schwerem Rotwein). Dies ist jedoch nur eine mögliche Ursache von ›Herzsensationen‹; andere Menschen leiden darunter, ohne je einen Tropfen Alkohol genossen zu haben. Da es sich immer um eine Fehlsteuerung von vegetativen Nerven handelt, kann eine Vielzahl seelischer Belastungen daran schuld sein.

Das Mittel gegen ein nervöses Herz: Adonis vernalis

Zu den wirksamen Inhaltsstoffen von Herzmitteln gehören die sogenannten Glykoside. Im Gegensatz zu den starken Digitalis-Glykosiden können sich die Glykoside des Adonisröschens nicht im Körper ansammeln (was zum Teil zu sehr unerwünschten Nebenerscheinungen führen kann). Adonis vernalis D 4, so die homöopathische Bezeichnung, ist rezeptfrei. Ihre Wirksubstanzen verlangsamen zum einen einen beschleunigten Herzschlag und wirken zum anderen angstlösend, entspannend und beruhigend. Bei nervösen Herzbeschwerden läßt man dreimal täglich fünf bis zehn Tropfen auf der Zunge zergehen.

13. Kapitel

Husten

Zunächst nur ein Schutzreflex

Wenn Sie in der Frühe husten müssen, brauchen Sie nicht gleich zu befürchten, daß Sie krank geworden sind. Der Husten an sich ist überhaupt keine Erkrankung, sondern allenfalls ein Begleitsymptom. Richtig definiert ist der Husten ein automatischer Schutzreflex, mit dem sich der Organismus von Fremdkörpern, Reizstoffen und Schleim, die die Atemwege blockieren, befreien kann. Wenn Sie beispielsweise ein starker Raucher sind, kennen Sie bereits die Ursache für morgendliches Husten: Giftstoffe wie Teer und Nikotin, die in Zigaretten enthalten sind, haben die empfindlichen Schleimhäute im Atemtrakt gereizt; diese versuchen sich durch vermehrte Schleimproduktion zu schützen – und erst nach reflexartigem Abhusten bekommt man wieder richtig Luft.

Quält Sie aber der Husten tagsüber weiter, fühlen Sie sich schlapp und abgeschlagen, sollten Sie einmal Ihre Körpertemperatur überprüfen. Wenn Sie Fieber bekommen haben, muß man davon ausgehen, daß Sie tatsächlich krank geworden sind.

Krankheitserreger sind durch Mund oder Nase in den Atemtrakt eingedrungen und haben eine Entzündung der Bronchien hervorgerufen. Diese akute Bronchitis müssen Sie unbedingt möglichst rasch wieder loswerden – wird sie verschleppt, kann ein gefährliches chronisches Leiden daraus werden.

So
finden Sie den
Generalpunkt

Den ›Hustenpunkt‹ finden Sie am leichtesten,
wenn Sie mit Daumen und Zeigefinger der rechten
Hand die Kuppe des kleinen Fingers der linken
Hand ergreifen, und zwar so, daß Sie auf den
Nagel des kleinen Fingers draufsehen können.
Dort wo jetzt der Zeigefinger liegt, nämlich an der
Außenseite des Kleinfingernagels, etwa zwei
Millimeter unterhalb und seitlich des äußeren
Nagelwinkels, liegt der gesuchte Punkt. Nehmen
Sie nun den rechten Daumen vom kleinen Finger
fort und üben Sie die Pressur mit der Kuppe (nicht
mit dem Nagel!) des Zeigefingers aus. In akuten
Fällen ist die stündliche Stimulierung des Husten-
punktes für jeweils dreimal zehn Sekunden
am wirksamsten.

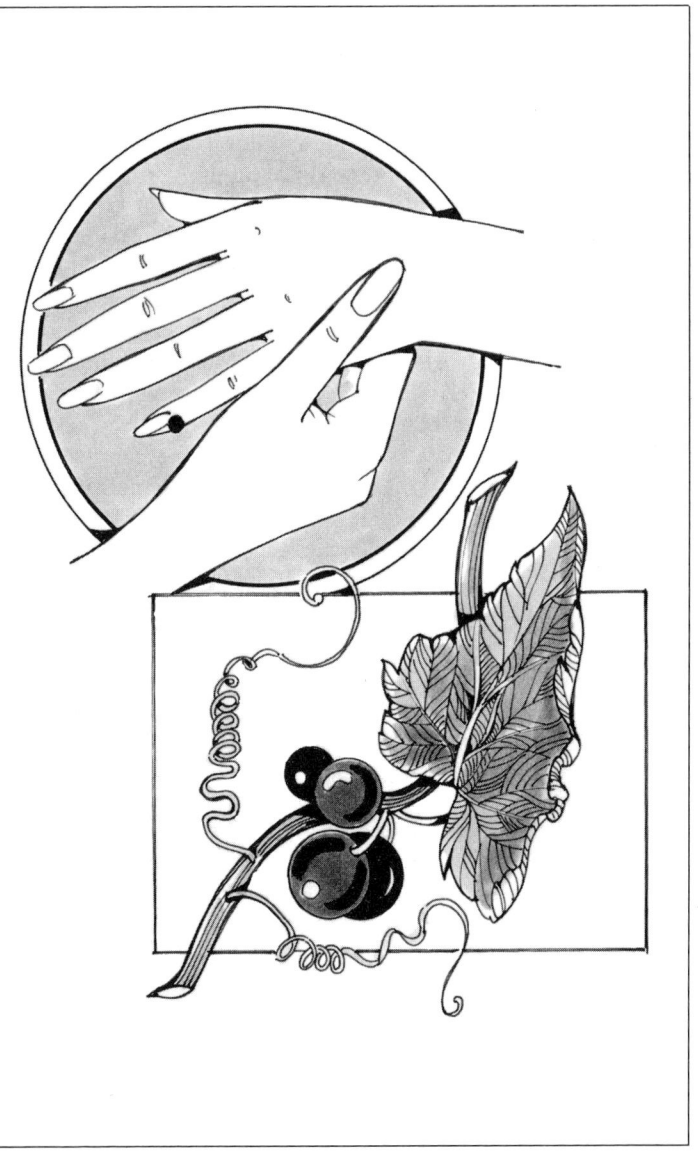

Mit der Homöopressur steht Ihnen eine doppeltstarke Heilmethode zur Verfügung. Denn zum einen können Sie die bewährte homöopathische Arznei nutzen, um die Erkältungsviren oder Hustenbakterien rasch zu vertreiben; und zum anderen sollten Sie sich durch die Stimulierung des zuständigen Akupressurpunktes Linderung von den oft schmerzhaften Hustenattacken verschaffen.

Die hilfreiche Arznei der Homöopressur sind in diesem Fall Tropfen aus der rotbeerigen Zaunrübe (die lateinische Bezeichnung: Bryonia D 3-Tropfen). Bei einem ›Grippehusten‹, um den es hier geht, ist die Einnahme besonders erfolgversprechend. Lassen Sie zu Beginn der Behandlung alle drei Stunden zehn Tropfen auf der Zunge zergehen, beim Abklingen der Beschwerden nimmt man bis zur Genesung weiterhin dreimal täglich zehn Tropfen ein. Drücken Sie darüber hinaus mindestens stündlich für jeweils dreimal zehn Sekunden mit der Zeigefingerkuppe auf den ›Hustenpunkt‹ am kleinen Finger. Das sollten Sie auch unmittelbar nach jedem peinigenden Hustenanfall tun. Vielfach hilft die Pressur sogar bei Hustenreiz, eine neuerliche Attacke im Keim zu ersticken.

Einen krampflösenden Hustensirup können Sie sich übrigens rasch selbst herstellen: Hacken Sie zwei Knoblauchzehen (ihre Inhaltsstoffe wirken antibakteriell und entzündungshemmend) klein, vermischen Sie sie mit drei Eßlöffeln Bienenhonig (wirkt beruhigend und abschwellend) und kochen Sie diesen Brei mit einer halben Tasse Wasser etwa zehn Minuten lang. Diese Zubereitung läßt man über Nacht stehen; dann wird sie durch ein Tuch gedrückt – und fertig ist der Sirup. Nehmen Sie bis zur Besserung dreimal täglich einen Teelöffel voll ein.

Nicht minder nützlich ist es, hin und wieder ein kleines Stückchen Süßholz zu kauen. Die berühmte ›Lakritzwurzel‹ enthält nämlich neben schleimlösenden und schleimhautschützenden Wirksubstanzen die Glycyrrhizinsäure, die ganz ähnliche Eigenschaften wie das entzündungshemmende Nebennierenrindenhormon Kortisol besitzt.

Fiebernde Kinder sollten Sie unverzüglich ins Bett stecken. Auch ihnen hilft die Homöopressur schonend und ohne Nebenwirkungen über die Runden. Gegen höhere Körpertemperaturen legen Sie feucht-kalte Wadenwickel an und geben reichlich Vitamin C-haltige Säfte zu trinken.

Das Hustenmittel: Bryonia dioica

Das Hustenmittel der Homöopressur wird aus der frischen knolligen Wurzel der rotbeerigen Zaunrübe (Bryonia dioica) gewonnen. Der Entdecker der Homöopathie, Samuel Hahnemann, hat mit seinen Schülern bereits die ersten Arzneimittelprüfungen mit Bryonia vorgenommen. Trockener, krampfartiger Reizhusten, der besonders am Morgen auftritt, kennzeichnet die Erkältungskrankheit, die sich durch Bryonia-Tropfen bessert. Dabei strahlen die stechend-scharfen Schmerzen vom Brustraum bis in den Kehlkopf aus. Für Patienten ist der Hinweis interessant, daß sich der Husten beim Betreten eines warmen Zimmers verschlimmert, dagegen im Liegen auf der schmerzhaften Seite bessert.

Rauchen – häufigste Ursache für Husten

Zigarettenrauchen gehört zu den häufigsten Ursachen für einen Bronchialkatarrh. Frauen tragen durch diese Angewohnheit übrigens ganz besondere Risiken: So kann Rauchen beispielsweise durch einen Krampf der Muskulatur die Eileiter undurchlässig machen und zur Unfruchtbarkeit führen. Während der Schwangerschaft sollten Frauen ganz aufs Rauchen verzichten, denn Babys von Raucherinnen wiegen bis zu 300 Gramm weniger als die von Nichtraucherinnen. Die Zahl der Totgeburten ist bei Raucherinnen fast doppelt so hoch, die der Frühgeburten zwei- bis dreimal so groß wie bei Nichtraucherinnen.

Im wesentlichen ist es das im Tabak enthaltene Nikotin, das nach der Zigarette verlangen läßt. Nikotin ist ein starkes Nervengift. Kleine Dosen regen die Hirntätigkeit vorübergehend an. Höhere Dosen wirken dagegen leistungsmindernd. Zigarettenrauch enthält mehr als 600 Bestandteile – neben Nikotin zum Beispiel Teer, Blausäure, Kohlenmonoxid, Arsen, Phenole, Ammoniak und Polonium. Es ist unmöglich, alle bei der Verbrennung entstehenden Schadstoffe aus der Zigarette herauszufiltern. Wer täglich nur zehn Zigaretten raucht, belastet seine Lunge in zehn Jahren mit einem ganzen Pfund Teerstoffen!

14. Kapitel

Krampfadern

Streng von Venenleiden abgrenzen

Wenn Vater oder Mutter Krampfadern haben, bekommen die Kinder fast immer auch welche. Denn die familiäre Veranlagung ist die häufigste Ursache dafür. In der Hauptsache stellen Krampfadern ein kosmetisches Problem dar. Zunächst sind sie jedenfalls weder Krankheit noch Leiden. Erst wenn sie Beschwerden machen – etwa Schmerzen bereiten, ein Spannungs- und Hitzegefühl hervorrufen oder sich gar entzünden –, werden sie zur Gesundheitsstörung. Spätestens dann spricht man aber auch nicht mehr von Krampfadern, sondern von einem Venenleiden. Wenn es so weit bereits gekommen ist, sollten Sie schnellstens etwas dagegen tun. Beispielsweise dreimal täglich je zehn homöopathisch zubereitete Roßkastanientropfen auf die Zunge träufeln und möglichst lange im Mund behalten. Und unbedingt am Abend die Beine hochlegen und den Akupunkturpunkt gegen Krampfaderbeschwerden mit dem stumpfen Ende eines Bleistiftes massieren. Der Punkt liegt an der Außenseite der großen Zehe.

Wenn Sie beide Maßnahmen der Homöopressur regelmäßig ausschöpfen, werden sich zwar die Krampfadern nicht zurückbilden (es gibt keinerlei Medikamente, die das fertigbrächten), aber Sie können doch mit Krampfadern beschwerdefrei leben. In der Naturheilkunde lehnt man Krampfaderoperationen aus rein kosmetischen Gründen ab – denn ihre chirurgische Entfernung ist weder ganz problemlos noch immer erfolgreich. Solche Eingriffe soll-

So
finden Sie den
Generalpunkt

Den Akupressurpunkt gegen Venenschwäche und
Krampfadern brauchen Sie nicht lange zu suchen:
Setzen Sie sich bequem auf einen Stuhl, ziehen
Sie Schuhe und Strümpfe aus, legen Sie den linken
Fuß auf das rechte Knie: Die Stelle liegt etwa zwei
Millimeter neben dem Nagelwinkel der großen
Zehe am Fußinnenrand. Massieren Sie den Punkt
am besten jeden Abend, wenn die Füße müde
sind, mit der stumpfen Rückseite eines Bleistiftes.
Drücken Sie das ›Massagegerät‹ in kurzen Inter-
vallen fünfzehn- bis zwanzigmal mit spürbarem
Druck auf; am besten unterstützt man den
Fuß dabei mit der anderen Hand. Anschließend
verfahren Sie genauso auf der anderen
Körperseite.

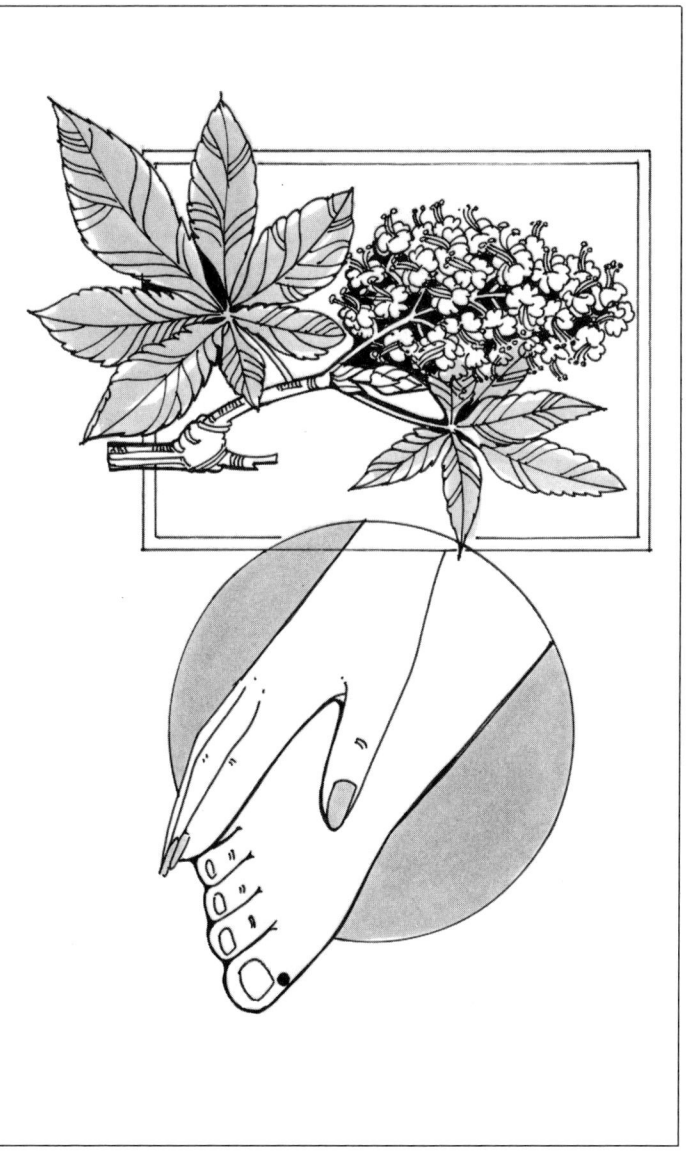

ten deshalb wirklich nur dann in Betracht gezogen werden, wenn Krampfadern die Beine stark verunstalten und möglicherweise auch zur seelischen Belastung führen.

Neben der Homöopressur gibt es in der Naturheilkunde noch andere Maßnahmen gegen Krampfaderbeschwerden, die Sie unbedingt kennen sollten. So lassen sich durch regelmäßige kalte Wassergüsse nach Pfarrer Kneipp, das ergab jüngst erst wieder eine wissenschaftliche Studie am Ulmer Bundeswehrkrankenhaus, Krampfaderbeschwerden deutlich bessern. Wenn Sie regelmäßig mit solchen Anwendungen vorbeugen, können Sie ein Aussacken der Venen sogar vielfach verhindern. Und so wird's gemacht: Schuhe und Strümpfe ausziehen und in die Badewanne steigen, Duschkopf von der Handbrause abschrauben, Wasser so einstellen, daß der Strahl sachte herausplätschert, Wasserstrahl langsam vom Fußrücken bis zum Knie hochführen.

Die Wadenmuskeln helfen übrigens bei jedem Schritt kräftig mit, das verbrauchte Venenblut aus den Beinen zurück in Richtung Herz zu transportieren. Durch die kalten Wassergüsse wird die Leistung dieser natürlichen Wadenmuskelpumpe um nahezu 30 Prozent gesteigert! Jegliche Wärmeanwendung wie Saunabesuche, ausgedehnte Sonnenbäder oder warme Vollbäder sind dagegen Gift für Ihre Venen. Nach einem Bad in warmem Thermalwasser verschlechtert sich beispielsweise die Leistung der Wadenmuskelpumpe um rund 40 Prozent!

Denken Sie auch daran, daß einengende Kleidungsstücke wie Strümpfe oder Gummizüge in Hosen die Venen einschnüren und einen zusätzlichen Blutstau hervorrufen können. Andererseits gibt es bei bereits sehr stark ausgesackten Adern (vor allem bei Beingeschwüren infolge von Krampfadern) keine bessere Hilfe als den Kompressionsstrumpf. Solche Strümpfe sollten unbedingt noch vor dem Aufstehen im Bett angezogen werden. Denn schon allein durch den Gang ins Badezimmer füllen sich die Venen mit Blut, das sich in den Krampfadern staut.

Das Krampfadernmittel: Aesculus Hippocastanum D2

In der Homöopathie werden Roßkastanien-Präparate bereits seit mehr als hundert Jahren mit großem Erfolg gegen Stauungen in den Beinvenen und Krampfadern verordnet. Inzwischen wurden die wirksamen Inhaltsstoffe vielfach überprüft und auch isoliert. Neuere Untersuchungen haben ergeben, daß die Wirksubstanzen der Roßkastanie die Brüchigkeit und Durchlässigkeit der kleinsten Blutgefäße, der sogenannten Kapillaren, verhindern können. Die gebräuchlichste homöopathische Verordnung lautet ›Aesculus Hippocastanum D 2-Tropfen‹ – unter diesem komplizierten Namen hält der Apotheker die homöopathischen Roßkastanien-Tropfen bereit.

Mit ›Besenreisern‹ fängt es an

›Besenreiser-Varizen‹ – so bezeichnet man winzige, durch die Haut scheinende blaue Äderchen. Genau gesagt sind die ›Besenreiser‹ Erweiterungen der Hautsammelvenen. Sie sehen nicht nur unschön aus, nicht selten bilden sie auch die Vorstufe für Krampfadern. Wer also bereits Besenreiser hat, sollte sich unbedingt an die vorbeugenden Maßnahmen der Naturheilkunde halten. Dazu gehören vor allen Dingen regelmäßige kalte Beinduschen, tägliche stramme Spaziergänge und Schwimmen.

Wer abends lange vor dem Fernseher sitzt, sollte anschließend nicht mit ›vollen‹ Beinen ins Bett gehen, sondern erst noch einen Spaziergang machen. Älteren oder alleinstehenden Patienten ist zu empfehlen, den Abend zu Hause besser im Liegen als im Sitzen zu verbringen, obwohl das Hochlagern der Beine höchstens eine passive Entstauung herbeiführt.

15. Kapitel

Kreislaufbeschwerden

Schnelle Hilfe bei Kollapsgefahr

Haben Sie das schon einmal erlebt: Sie machen morgens die Augen auf, draußen scheint die Sonne, und mit einem Ruck springen Sie ausgeruht und unternehmungslustig aus dem Bett. Aber, o weh, es dauert nur Bruchteile von Sekunden, da wird Ihnen schwindelig, sogar schwarz vor den Augen. Sie spüren ängstlich, wie Ihnen der kalte Schweiß ausbricht. Das Herz klopft wie verrückt, der Puls rast. Nur schnell wieder hinlegen!

Ähnliches kann aber auch tagsüber passieren, wenn man nur kurz geruht hat; oder in überheizten, schlecht gelüfteten Räumen, zum Beispiel wenn man lange in einer Schlange warten muß oder in der Kirche keinen Sitzplatz mehr gefunden hat.

Wenn Sie in solch einer Situation an die Homöopressur denken, dann haben Sie den Schwächeanfall bald überwunden. Das Kollapsmittel der Homöopressur wird aus einer berühmten Heilpflanze, der Nieswurz, gewonnen. Träufeln Sie zehn Tropfen davon auf die Zunge und behalten Sie die Arznei möglichst lange im Mund. Drücken Sie gleichzeitig mit beiden Daumenkuppen auf den Kollapspunkt unterhalb des Mittelfingernagels. Fünf Sekunden lang – dann den Druck langsam zurücknehmen. Ziehen Sie mit einem tiefen Atemzug die Luft durch die Nase in den Brustraum (die Chinesen sagen: man muß bis in die kleine Zehe atmen!); warten Sie einen Augenblick und drücken Sie erneut für fünf Sekunden den Kollapspunkt. Sie werden selbst erstaunt sein, wie rasch es Ihnen dann wieder bessergeht.

Aber was ist denn eigentlich passiert? Durch das abrupte Aufstehen (das kann auch bei raschem Bücken passieren) oder durch den Sauerstoffmangel in schlechter Luft ist es zu einer Blutverteilungsstörung gekommen. Das Blut ist aus dem Kopf nach unten gesackt, das Gehirn wird vom lebensnotwendigen Sauerstoff abgeschnitten. Zwar versucht noch das Herz, den Notstand durch eiligeres und kräftigeres Pumpen wettzumachen – aber vergeblich.

Wenn Sie sich jetzt nicht schnell flachlegen, zieht der Körper die Notbremse: Er fällt einfach um, damit das in die Beine versackte Blut zum Kopf zurücklaufen kann. Für Sekundenbruchteile kann es sogar zur Bewußtlosigkeit kommen; aber gefährlich ist die Sache nicht.

Sollten Sie zum ersten Mal eine solche Attacke erleben, ist es vernünftig, einen Arzt um Rat zu fragen. Die Ursache ist in der Regel harmlos, eine organische Störung (etwa eine Herz- oder Nervenkrankheit) liegt selten vor. Häufig wird der Doktor jedoch einen anlagebedingten niedrigen Blutdruck (medizinisch: Hypotonie) feststellen. Dann sollten Sie zukünftig etwas vorsichtiger ein. Wenn Sie beispielsweise einmal nachts aufstehen müssen, tun Sie dies gemächlich, denn der Kreislauf muß sich auf den veränderten Lagewechsel einstellen.

Wenn Sie häufiger mit solchen Blutverteilungsstörungen zu tun haben, kann ich Ihnen ausgezeichnete natürliche Maßnahmen empfehlen, die sich zur Normalisierung der Kreislauflabilität bestens bewährt haben: dazu gehören Trockenbürstenmassagen der Haut (bei den Füßen und Händen beginnen), kurze kalte Armgüsse (erst rechts, dann links), Saunabesuche, Sport oder Gymnastik, viel Bewegung an der frischen Luft, möglicherweise auch eine Umstellung der Ernährung. Wer einen niedrigen Blutdruck hat, soll viel Rohkost essen, ausreichend trinken (mindestens zwei Liter am Tag) und tüchtig salzen.

So
finden Sie den
Generalpunkt

Wenn Sie Daumen- und Zeigefingerkuppe auf-
einanderlegen, können Sie ein ›o‹ oder nahezu einen
Kreis bilden. Versuchen Sie jetzt das gleiche mit
Daumen und Mittelfinger, indem Sie einfach den
Zeigefinger nach oben heben und den Mittelfinger
an seine Stelle rücken. So finden Sie am ehesten
den Kollapspunkt der Homöopressur: Er liegt
exakt zwei Millimeter unterhalb und seitlich vom
äußeren Nagelwinkel des Mittelfingers (an der
Daumenseite). Drücken Sie im Notfall gleichzeitig
mit beiden Daumenkuppen diesen Punkt am
rechten und am linken Mittelfinger!

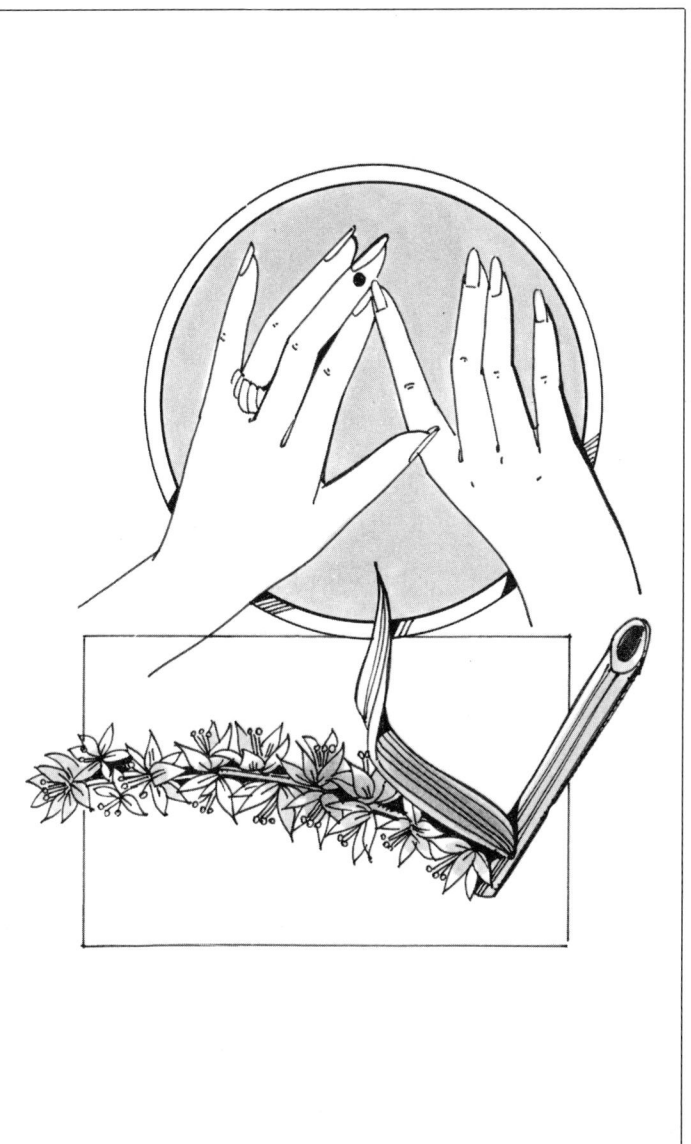

Manchmal ist auch ein falsch verordnetes Medikament an der Misere schuld: Wenn Sie nämlich ein Mittel gegen Bluthochdruck schlucken und dauernd solche Kreislaufbeschwerden bekommen, stimmt etwas nicht. Sprechen Sie dann mit Ihrem Arzt darüber.

Das Kollapsmittel: Veratrum album

Nieswurztropfen, das Kollapsmittel der Homöopressur, wird Ihr Apotheker kaum kennen. Fragen Sie ihn deshalb nach ›Veratrum album D 6-Tropfen‹, so lautet die lateinische Bezeichnung. Die homöopathische Arznei wird aus dem Wurzelstock der Weißen Nieswurz, auch Germer genannt, hergestellt. Erfahrene Naturheiler bezeichnen sie auch als homöopathisches ›Analeptikum‹, darunter versteht man in der Medizin ein anregendes, belebendes Mittel. Veratrum album ist ein typisches Erste-Hilfe-Mittel. Es normalisiert den Blutdruck bei Kreislaufschwäche mit Kollapsneigung und Schweißausbruch.

Keine Angst vor dem Saunabesuch

Die heiß-kalten Wechselreize der Sauna und damit verbundenen Abkühlungsmaßnahmen sind hervorragend geeignet, um einen labilen Kreislauf zu stabilisieren. Aber ausgerechnet Leute mit einem schwachen Kreislauf (vielfach hervorgerufen durch angeborenen niedrigen Blutdruck) haben Angst vor der Sauna-Anwendung. Aufgrund der Hitzeeinwirkung weiten sich ja die Blutgefäße, wodurch eigentlich der ohnehin schon niedrige Blutdruck noch weiter absinken müßte.

Aber dem ist nicht so: durch bestimmte Regelfunktionen im vegetativen Zentrum des Zwischenhirns wird gleichzeitig die Herzschlagfolge gesteigert. Dieser Ausgleich sorgt für Blutdruckstabilität.

Zahlreiche Körperfunktionen laufen darüber hinaus in ganz bestimmten Rhythmen ab. So steigt zum Beispiel die Körpertemperatur von drei Uhr nachts bis 15 Uhr am Nachmittag ständig an, um dann wieder langsam zum nächtlichen Tiefpunkt hin abzusinken. Aus dieser Erkenntnis heraus verträgt der Organismus einen Saunabesuch am besten morgens gegen 11 Uhr, wenn die Körpertemperatur noch niedrig ist.

16. Kapitel

Leberleiden

Schuld ist meist der Alkohol

Beginnende Leberleiden verlaufen meist ohne stärkere und auch nicht recht greifbare Beschwerden. Die Patienten, die vor einer exakten Diagnose durch den Arzt nicht wissen können, was ihnen fehlt, klagen häufig über »zuviel Luft im Bauch«. Blähungen und Aufstoßen sind die Folge, nicht selten kommt ein unklarer Druck unter dem rechten Rippenbogen hinzu. Denn genau dort sitzt, erstaunlich vielen Menschen nicht bekannt, die Leber.

Ganz gleichgültig, ob Ihre Leber krank oder gesund ist: zwei Maßnahmen der Homöopressur, der Kombinationsbehandlung von Homöopathie und Akupressur, sollten Sie auf jeden Fall kennen. Denn zum einen lassen sich damit im Falle einer Erkrankung die Verordnungen des Arztes sinnvoll unterstützen; und zum anderen freut sich auch die gesunde Leber, wenn Sie ihr hin und wieder, sagen wir kurmäßig über zwei Wochen, bei ihrer täglichen Schwerstarbeit mal unter die Arme greifen.

Dies können Sie beispielsweise mit Mariendisteltropfen tun (man läßt dreimal täglich zehn Tropfen eine halbe Stunde vor den Mahlzeiten auf der Zunge zergehen). Fragen Sie den Apotheker nach ›Carduus marianus-Urtinktur‹, so lautet die homöopathische Fachbezeichnung für dieses ausgezeichnete Mittel. Während jede andere Arznei die Leber nur zusätzlich belastet, kann man den Inhaltsstoffen der Mariendistel eine regelrechte Leberschutzwirkung zusprechen. Die Hauptwirksubstanz, das sogenannte Silymarin, bewahrt die Leberzellmembranen vor Umweltgiften – das Gift passiert die Leber, ohne ihr zu schaden.

Und jetzt verrate ich Ihnen die zweite leberfreundliche Maßnahme: Massieren Sie drei-, besser viermal täglich für je zwanzig Sekunden den ›Generalpunkt der Leber‹ mit der Zeigefingerkuppe. Er liegt genau in der Mitte auf der inneren Schienbeinkante.

Lebererkrankungen zählen zu den gefährlichsten Volksseuchen. Nach der Statistik haben rund zwei Millionen Bundesbürger bereits einen chronischen Leberschaden, etwa 20 000 sterben jährlich an Leberschrumpfung. Fast immer ist Alkohol daran schuld (rund 60 Prozent aller Leberschäden sind darauf zurückzuführen!).

Gewiß haben Sie schon mal mit Freunden und Bekannten gefeiert. Und vielleicht ist Ihnen dabei aufgefallen, daß Männer im Hinblick auf den Alkohol einfach standfester sind. Es ist in der Tat so, Frauen vertragen nur etwa ein Drittel soviel Alkohol wie Männer. Bisher weiß niemand, warum das so ist. Man weiß jedoch ziemlich genau, wieviel reinen Alkohol eine gesunde Leber ohne Mühe verarbeiten kann – es sind ungefähr 60 Gramm innerhalb von 24 Stunden. Umgerechnet wären das drei halbe Liter Exportbier, eine knappe Flasche Wein oder acht ›Kurze‹.

Nun werden Sie vielleicht sagen: »Ich trinke ja kaum Alkohol« oder »Ich trinke so gut wie nie Alkohol«. Dies ist auf jeden Fall günstig, aber keineswegs der Freibrief für eine gesunde Leber. Denn das Organ – übrigens das größte des Menschen – hat auch andere Feinde. Umweltgifte beispielsweise, chemische Medikamente, Nikotin, Salz, Fett. Möglicherweise ist Ihnen auch schon einmal ›eine Laus über die Leber gelaufen‹. Diese Redensart sagt deutlich, daß ebensogut Streß, Aufregung und seelischer Druck zu Leberfunktionsstörungen führen können.

Wenn Sie sich ständig schlapp fühlen, vorzeitig ermüden und häufige Erholungspausen brauchen, sollten Sie einmal Ihre Leber untersuchen lassen. Die Begleiterscheinungen

So
finden Sie den
Generalpunkt

Wenn Sie den linken Fuß auf das rechte Knie
legen, finden Sie den ›Leberpunkt‹ am leichtesten.
Zum einen tasten Sie mit der Linken unterhalb
der Kniescheibe eine Vertiefung, zum anderen mit
der Rechten die Erhebung des Fußknöchels an der
Innenseite. Bestimmen Sie möglichst exakt die
Mitte einer gedachten Linie von hier nach dort:
Den Leberpunkt finden Sie genau in der Mitte,
und zwar an der inneren Schienbeinkante.
Massieren Sie zunächst den Punkt am linken Bein,
verfahren Sie anschließend ebenso am rechten
Bein.

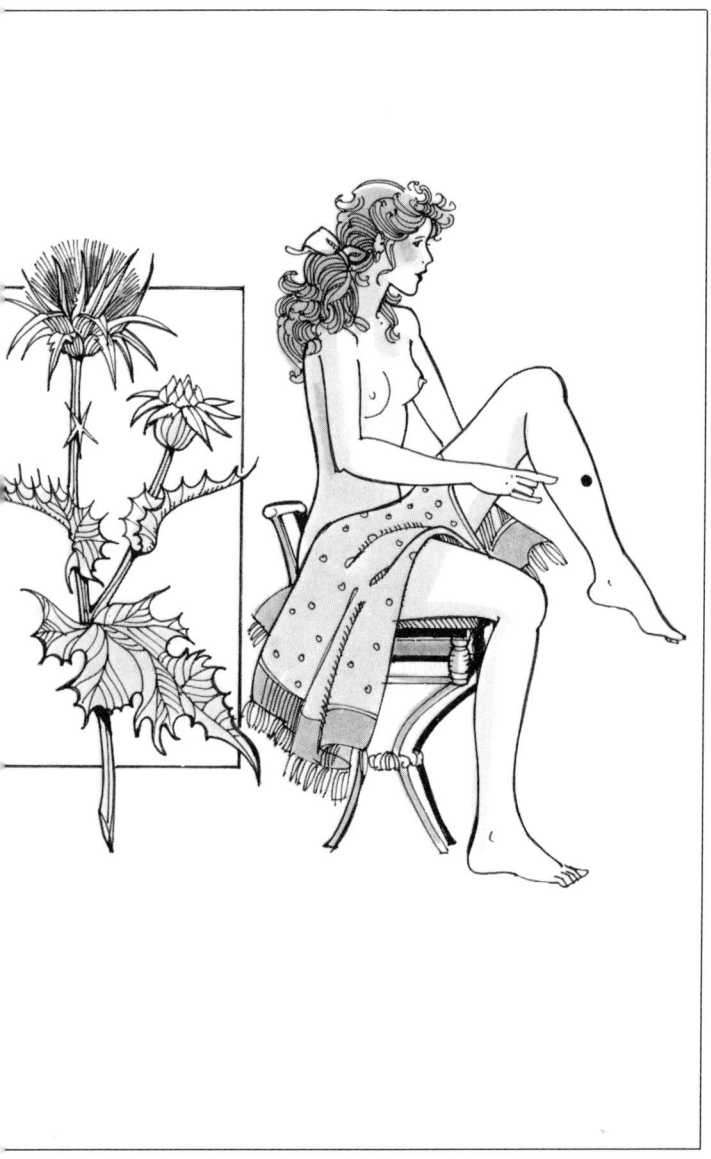

einer Lebererkrankung sind, wie gesagt, nicht immer sehr deutlich. Nur im Fall der gefährlichen Leberentzündung ist die Erkrankung nicht zu übersehen: Dann färbt sich die Haut gelb, weil der Gallenfarbstoff ›Bilirubin‹, der von der Leber produziert wird, bereits ins Blut übergetreten ist.

Das Lebermittel: Carduus marianus

Die homöopathische Arznei ›Carduus marianus-Urtinktur‹ wird aus den reifen getrockneten Samen der Mariendistel hergestellt. Diese alte Heilpflanze stammt aus dem Mittelmeergebiet, wird aber auch schon sehr lange in Deutschland angebaut. Der heilende Einfluß der Mariendistel wurde bereits im Mittelalter von der naturverbundenen Äbtissin Hildegard von Bingen erkannt. Sie empfahl eine Abkochung gegen ›Stechen im Leib‹. Neue Studien haben die Wirksamkeit des Inhaltsstoffes Silymarin bei Lebererkrankungen schon vielfach unter Beweis gestellt.

17. Kapitel

Magen- und Zwölffingerdarmgeschwüre

Immer mehr Frauen erkranken daran

Manche Krankheiten häufen sich seltsamerweise in bestimmten Jahreszeiten. Über Magen- und Zwölffingerdarmgeschwüre, kurz als Ulkus-Leiden bezeichnet (lateinisch: ulcus = das Geschwür), klagen beispielsweise die meisten Patienten im Frühjahr und im Herbst. Niemand weiß bisher, warum das so ist. Da aber gesichert ist, daß gerade Ulkusleiden vielfach eine seelische Ursache haben, mag wohl das persönliche, jahreszeitlich bedingte Stimmungsbarometer mitverantwortlich sein.

Es ist auch nicht recht klar, warum immer häufiger Frauen unter Magen- und Zwölffingerdarmgeschwüren leiden. Während etwa um 1940 (seit damals hat sich die Anzahl der Ulkusleiden verdreifacht) das Verhältnis zwischen erkrankten Männern und Frauen noch 4:1 betrug, liegt es mittlerweile bei 2:1! Es ist denkbar, daß dieser besorgniserregende Trend auf ein verändertes Rollenverständnis der Frau zurückzuführen ist. So erkranken vor allem diejenigen Frauen, die ihren Lebensinhalt nicht mehr in der Familie, sondern zunehmend im Beruf suchen und dementsprechend unter Erfolgszwang stehen. Es ist längst bekannt, daß die berufliche Verantwortung auch bei Männern als auslösender Faktor eines Magengeschwürs in Frage kommt. Eine weitere wesentliche Ursache für die bedenklichen Zahlen sehen Experten in einer Veränderung der Rauchgewohnheiten der Frauen. Vor allem unter den

So
finden Sie die
Generalpunkte

Denken Sie sich eine senkrechte Linie durch
Nasenspitze und Bauchnabel – rechts und links
davon liegen auf Parallelen im Abstand von zwei
Fingerbreiten und eine Handbreite über dem
Bauchnabel die beiden chinesischen Punkte
›Leang-Menn‹. Dies bedeutet soviel wie ›Balken-
Tore‹ – Eintrittspforten, über die man den
Magen-Darm-Trakt erreichen kann. Die Stimulierung der Punkte hat sich insbesondere bei Magen-
und Zwölffingerdarmgeschwüren bewährt. Am
besten drückt man die Punkte in Intervallen
gleichzeitig mit den Mittelfingern; weh tun soll
die Massage nicht.

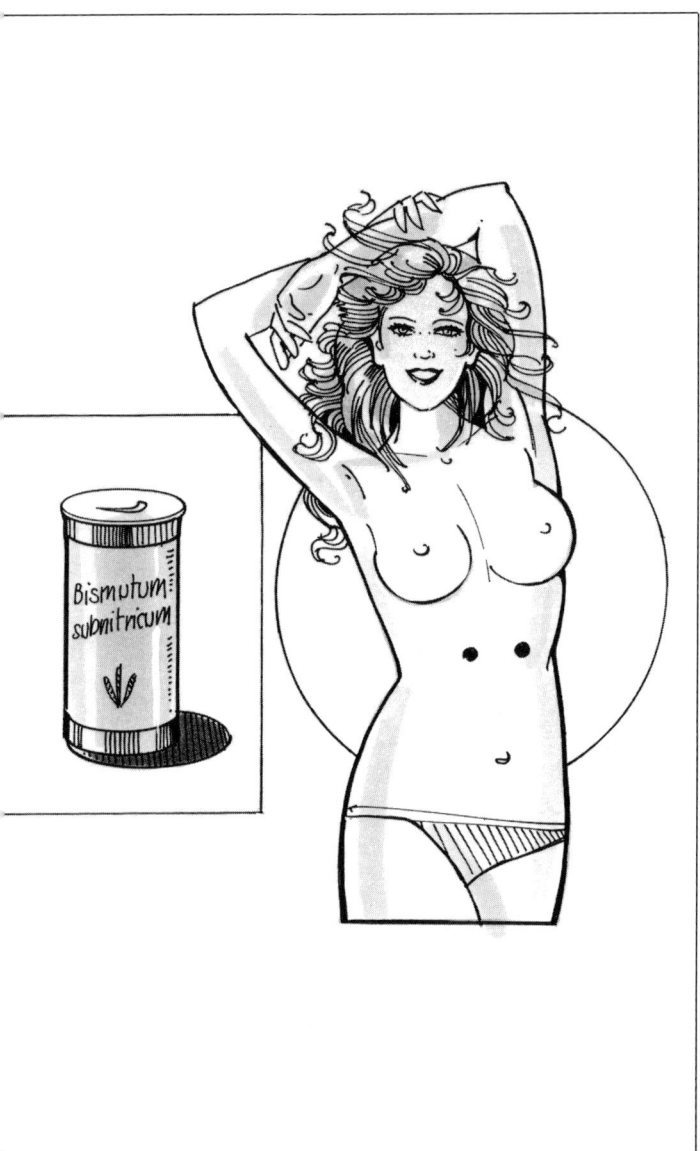

jüngeren Frauen ist die Anzahl der Raucherinnen sprunghaft angestiegen.

Wie dem auch sei – mit einer medikamentösen Behandlung allein kommt man den Ulkusleiden nicht bei. Unterstützend würde man aber in der Homöopathie dreimal am Tag eine Tablette basisches Wismutnitrat verordnen (für den Apotheker: Bismutum subnitricum D 2). Diese Substanz wirkt entzündungswidrig und entkrampfend auf den gesamten Magen-Darm-Trakt und wird beispielsweise auch an der homöopathischen Abteilung der Stuttgarter Robert-Bosch-Klinik den Ulkus-Patienten zur Linderung gegeben.

Unterstützend können Sie gleichzeitig mit der Akupressur gegen Ihre Beschwerden vorgehen. Die beiden wichtigen Punkte liegen eine Handbreit über und jeweils zwei Fingerbreit rechts und links neben dem Bauchnabel. Massieren Sie zu Beginn der Homöopressur-Behandlung mit den Mittelfingern möglichst stündlich in kleinen Kreisen für jeweils eine halbe Minute.

Wie gesagt, dies kann die Behandlung der Ulkusleiden unterstützen, ebensogut wie vom Arzt verordnete Medikamente. Aber zur Heilung bedarf es doch einer umfassenden Lebensumstellung und möglicherweise völlig neuer Lebenseinstellung. Nicht umsonst spricht man ja auch von einem ›Streß-Ulkus‹, und da sind wir schon bei einem wichtigen Punkt. Ständiger Termindruck, aber gleichermaßen andere seelische Belastungen wie etwa familiärer Ärger oder finanzielle Sorgen, erhöhen die Produktion der scharfen Magensäure, die letztendlich die Löcher in Magen und Zwölffingerdarm frißt.

Eine bestimmte Schonkost gegen Ulkusleiden, früher strikt empfohlen, scheint es nicht zu geben. Wer allerdings merkt, daß er von Alkohol oder Kaffee Beschwerden bekommt, sollte natürlich die Finger davon lassen.

Eine Ernährungsempfehlung soll allen Ulkus-Patienten aber doch mit auf den Weg gegeben werden: Trinken Sie täglich mindestens eine Tasse Weißkohlsaft (aber nicht

110

auf nüchternen Magen!). In dem unscheinbaren Kohl findet sich nämlich eine entzündungshemmende Substanz mit der wissenschaftlichen Bezeichnung ›Methylmethioninsulfinchlorid‹. Volkstümlich bezeichnet man sie auch als Vitamin U, obwohl es sich nicht um ein echtes Vitamin handelt. Um Blähungen zu vermeiden, gibt man dem Saft etwas Kümmel oder Kamillentee zu.

Das Mittel gegen Magen-Darm-Geschwüre: Bismutum subnitricum

Wismut, eines der seltenen Elemente, gehört zu den zahlreichen Mineralstoffen, die in der Homöopathie zur Linderung von Krankheiten Verwendung finden. Schon vor 200 Jahren wird seine medizinische Bedeutung zur Behandlung von Magenleiden beschrieben. In der Homöopathie ist die chemische Verbindung ›Basisches Wismutnitrat‹ eines der Hauptmittel gegen Magen- und Zwölffingerdarmgeschwüre. In der Apotheke wird es unter der chemischen Bezeichnung ›Bismutum subnitricum D 2-Tabletten‹ gehandelt. Die Wismut-Salze sind nicht, wie fast alle anderen homöopathischen Mittel, in Tropfenform erhältlich.

18. Kapitel

Magenverstimmung

Selten liegt eine Entzündung vor

Wer sich, sagen wir einmal an einem Feiertag, buchstäblich überfrißt, muß damit rechnen, daß er Magenbeschwerden bekommt. Ein fetter Gänsebraten im Übermaß und zu reichlicher Alkoholgenuß belasten den Magen derart, daß er rebelliert. Magendruck, Völlegefühl, Aufstoßen, Sodbrennen, nicht selten sogar Erbrechen sind die Folge.

Gemeinhin spricht man von einer akuten Gastritis, das bedeutet soviel wie eine Entzündung der Magenschleimhaut (die Wortendung ›-itis‹ im Medizinerlatein deutet immer auf einen entzündlichen Prozeß). Tatsächlich liegt aber bei akuten Magenbeschwerden in seltensten Fällen eine Entzündung der Magenschleimhaut vor. Dies hat man erst in den letzten Jahren herausfinden können, seit es die Möglichkeit der Magenspiegelung mit dem Fiberglasendoskop gibt. Dabei handelt es sich um einen biegsamen Schlauch, der durch die Speiseröhre eingeführt wird; über eine optische Einrichtung kann der Arzt in den Magen hineinsehen.

Meist kommt man über die akuten Magenbeschwerden rasch hinweg, wenn man einen Fastentag mit dünnem schwarzen Tee einlegt. Für solche Notfälle sollten Sie auch immer das homöopathische Medikament ›Spießglanztabletten‹ in der Hausapotheke haben (der Apotheker hält das Mittel unter der Bezeichnung ›Antimonium crudum

D 4-Tabletten‹ vorrätig). Lassen Sie bei plötzlich auftretenden Beschwerden alle zwei Stunden eine Tablette langsam auf der Zunge zergehen. Hilfreich ist die gleichzeitige Massage zweier Punkte auf dem Rücken, die Sie gerade noch mit den Daumenkuppen erreichen können; diese Punkte stehen in unmittelbarer Verbindung mit dem Magen, und die Akupressur der Punkte beruhigt die malträtierten Magennerven.

Die hier empfohlene Homöopressur ist auch eine ausgezeichnete Behandlungsmethode bei einem weitaus schlimmeren Krankheitsbild, dem sogenannten Reizmagen, der genau die gleichen Beschwerden (ständiges oder immer wiederkehrendes Völlegefühl, schmerzhafte Magenkrämpfe, Aufstoßen, Unverträglichkeit bestimmter Speisen und Getränke, Übelkeit und Erbrechen) bereitet. Patienten mit einem Reizmagen sind arm dran; denn obwohl sie sich über Wochen, Monate und Jahre dahinquälen (vielen sieht man es förmlich an), kann der Arzt keine organischen Störungen feststellen.

Sehr häufig werden diese Beschwerden durch seelische Belastungen ausgelöst. Nach einer schwedischen Untersuchung waren die Hälfte solch typischer Magenpatienten arbeitslos, mehr als ein Viertel der Sozialbehörde bekannt. Vielfach liegen berufliche und familiäre Konfliktsituationen vor. Verglichen mit Normalpatienten gibt es unter den Patienten mit einem Reizmagen deutlich mehr Geschiedene und Menschen mit Eheproblemen. Da die Gesundheitsstörung chronisch verläuft, werden solche Magenpatienten verdrießlich, oft sogar depressiv. Das ist auch verständlich; wenn dauernd Bauchschmerzen plagen, der Arzt aber nichts findet, Medikamente nicht helfen, kann man die Lust am Leben verlieren.

Entsprechend dem chronischen Verlauf des Reizmagens muß auch die Homöopressur über einen längeren Zeitraum, und zwar mit großer Regelmäßigkeit, angewendet werden. Lassen Sie dreimal täglich eine Tablette ›Antimonium crudum D 4‹ auf der Zunge zergehen, und massieren

So
finden Sie die
Generalpunkte

Verschränken Sie zunächst einmal die Hände auf
dem Rücken. Tasten Sie jetzt mit den Daumenkuppen nach den Rundungen der untersten
Rippenbögen. Fahren Sie entlang der letzten rechten
und linken Rippe mit beiden Daumen aufwärts
bis zur Wirbelsäule. Dort, am Ansatz der letzten
Rippen, liegt der zwölfte Brustwirbel. Etwa zwei
Fingerbreit rechts und links neben dem zwölften
Brustwirbel liegen die gesuchten Akupressurpunkte. In der chinesischen Medizin werden sie
als ›Meisterpunkte des Magens‹ bezeichnet, ein
deutlicher Hinweis auf ihre Bestimmung. Sollten
Sie nicht oder nicht mehr so gelenkig sein, daß
Sie die wichtigen Magenpunkte mit den Daumenkuppen erreichen, bitten Sie eine Hilfsperson, die
notwendige Akupressur bei Ihnen auszu-
führen.

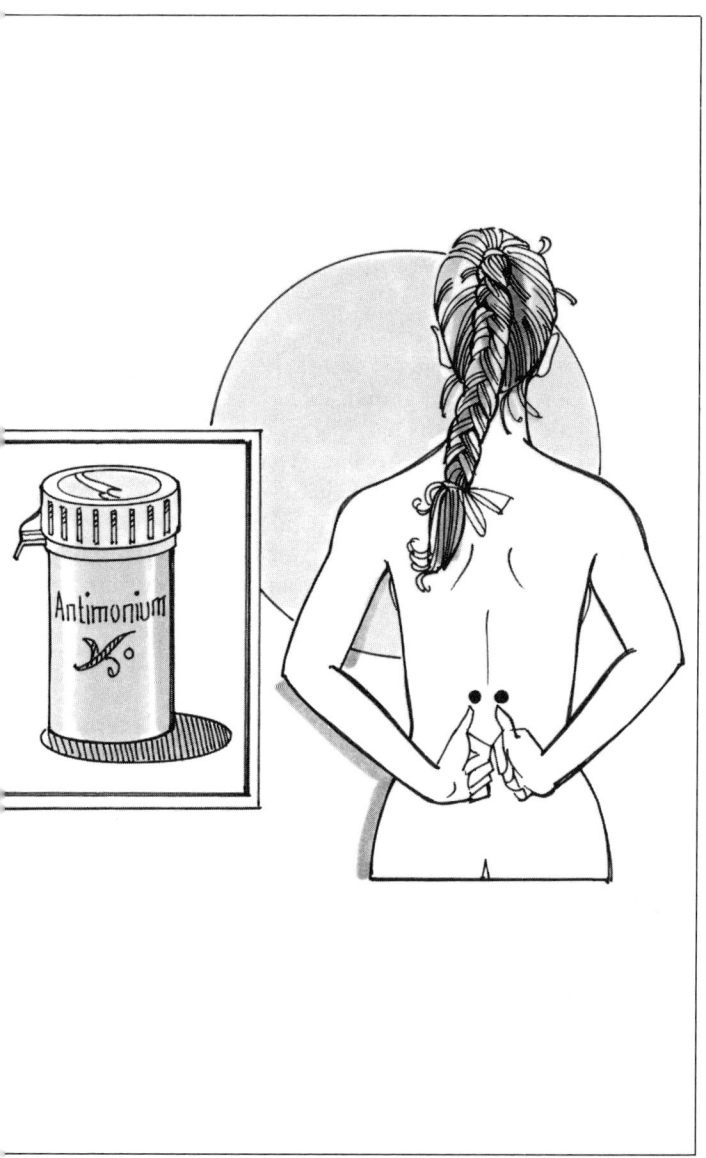

Sie mindestens dreimal täglich die zugehörigen Punkte auf dem Rücken für jeweils zwanzig Sekunden. Viele Patienten können es kaum glauben, daß es ihnen dann, nach jahrelangen vergeblichen Behandlungsversuchen, auf einmal besser geht.

Das Mittel gegen Magenverstimmungen: Antimonium crudum

Das homöopathische Mittel ›Antimonium crudum D 4-Tabletten‹ wird aus einem natürlichen Mineral, dem schwarzen Spießglanz hergestellt. Schon der mittelalterliche Naturheiler Paracelsus hat Spießglanz-Arzneien gegen zahlreiche Erkrankungen verordnet. Der Mineralstoff entfaltet seine Wirkung hauptsächlich auf den Magen-Darm-Kanal. Bei der Verordnung von Spießglanztabletten achtet der erfahrene Homöopath auf ganz charakteristische Eigenschaften und Krankheitssymptome seiner Magenpatienten: Dazu gehören neben den typischen Beschwerden vor allem die verdrießliche Stimmung und eine dick-weiß belegte Zunge.

Keine Magendiät, aber...

Wie bereits gesagt, halten die meisten Gastroenterologen (Fachärzte für Magen-Darm-Erkrankungen) die jahrzehntelang empfohlene Magen-Schonkost heute für überflüssig. Im Gegenteil: Magenpatienten, die ohnehin genug zu leiden haben, werden oft durch eine fad schmeckende und breiige Dauernahrung nur noch kränker. Der berühmte schweizerische Naturheilarzt Dr. Max Bircher-Benner hat schon um die Jahrhundertwende zu Rohkost und ballastreichen Vollkornspeisen geraten. Empfindliche Magenpatienten müssen sich notfalls mit ganz kleinen Portionen daran zurückgewöhnen.

Grundsätzlich werden mehrere kleinere Essensportionen über den Tag verteilt von Magenpatienten besser vertragen als die üblichen, meist üppigen drei Hauptmahlzeiten. Sorgfältiges Kauen muß zur Selbstverständlichkeit werden, da die Verdauungsvorgänge durch gründliches Einspeicheln ja bereits im Mund eingeleitet werden.

Genußgifte wie Alkohol, koffeinhaltiger Kaffee, schwarzer Tee und Nikotin verschlimmern das Leiden nicht unbedingt, aber sie verzögern und hemmen die Heilung sowohl von akuten als auch von chronischen Magenbeschwerden. Überdies sind eisgekühlte und zu heiße Getränke zu meiden.

19. Kapitel

Mandelentzündung

Halsschmerzen? Da gibt es rasche Hilfe

Von den Begleiterscheinungen einer Erkältungskrankheit ist die Halsentzündung die problematischste. Sie tut auch am meisten weh; denn Halsschmerzen, und ganz besonders Schluckbeschwerden, verleiden einem oft sogar jegliches Essen und Trinken. Für gewöhnlich denkt man »ich habe mich irgendwo angesteckt«. Das stimmt auch, aber in der Naturheilkunde sieht man die Sache doch noch ein wenig gründlicher. Denn die Ansteckung mit Erkältungsviren oder Eiterbakterien allein genügt nicht zur Erkrankung – dazu kommt es nur dann, wenn das körpereigene Abwehrsystem nicht stark genug ist, um die Erreger abzuwehren oder unschädlich zu machen. Dementsprechend kann man sich sogar bei total Gesunden anstecken. Diese Personen tragen zwar Krankheitserreger mit sich herum, aber ihr eigenes Immunsystem wird spielend damit fertig.

Zu diesem Abwehrsystem rechnet man auch die Gaumenmandeln. Dabei handelt es sich um zwei dicke Lymphknoten, die rechts und links zwischen vorderem und hinterem Gaumenbogen liegen. Wenn man sich vor den Spiegel stellt und »Ahhh...« sagt, kann man sie deutlich sehen. Die Gaumenmandeln finden sich genau am Kreuzpunkt zwischen Luft- und Speiseröhre und gehören gewiß zu den meist ›umkämpften‹ Organen des Menschen. Bakterien, die in die Atemwege eindringen wollen, werden von den Gaumenmandeln abgefangen. In den Mandeln selbst liegt eine Spezialeinheit der weißen Blutkörperchen – die sogenannten Lymphozyten – auf der Lauer, um die Keime unschädlich zu machen. Bei geschwächter Abwehrlage gelingt dies, wie schon gesagt, oft nicht.

Was tun, wenn die Halsentzündung da ist, Lymphknoten an Unterkiefer und Hals sogar schon geschwollen sind? Die Homöopressur bietet einen sanften, ungiftigen Weg, um damit in raschester Zeit fertigzuwerden: Lassen Sie zu Beginn der Behandlung alle zwei Stunden eine homöopathische Tablette ›Mercurius bijodatus D 6‹ (rezeptfrei in der Apotheke) auf der Zunge zergehen. Nach Abklingen der Beschwerden reduziert man die Dosis auf eine Tablette alle vier Stunden. Massieren Sie darüber hinaus den ›Meisterpunkt der Halskrankheiten‹. Er liegt am rechten und linken Daumen seitlich des äußeren Nagelwinkels.

Mandelentzündungen sind immer wieder in der Diskussion, weil sie sehr unterschiedlich beurteilt werden. Ein Antibiotikum wie Penizillin ist beispielsweise wirklich nur bei einer eitrigen Erkrankung angebracht (man muß das Medikament zehn Tage schlucken, auch wenn man sich schon früher beschwerdefrei fühlt!). In diesem Fall sind die Krankheitserreger meist sogenannte Streptokokken; diese sind besonders gemein, da sie auch Herz- und Nierenschäden hervorrufen können. Gegen eine Viruserkrankung richtet man dagegen mit Penizillin überhaupt nichts aus.

Die meisten Halsentzündungen lassen sich aber sehr wirksam mit naturheilkundlichen Maßnahmen bekämpfen und innerhalb von einer Woche ausheilen. Neben der Homöopressur unterstützt man die körpereigenen Abwehrkräfte mit einem feucht-kalten Halswickel und häufigem Gurgeln mit Heilerdewasser. Dazu gibt man zwei Teelöffel Heilerde in ein großes Glas und übergießt mit einem Viertelliter lauwarmem Wasser. Gut umrühren, damit sich alle Partikelchen lösen! Die aufgequollenen Tonteilchen sind zum einen in der Lage, Bakteriengifte an sich zu binden; zum anderen haben sie entzündungshemmende, Abschwellung bewirkende Eigenschaften.

So
finden Sie den
Generalpunkt

Ballen Sie die linke Hand zur Faust und schauen
Sie von oben auf den Daumennagel – der gesuchte
Akupressurpunkt liegt dann rechts unten, exakt
zwei Millimeter unterhalb und zwei Millimeter
seitlich vom äußeren Daumennagelwinkel. Am
besten stimuliert man diesen Punkt, der in der
chinesischen Medizin auch als ›Meisterpunkt aller
Halskrankheiten‹ bezeichnet wird, mit dem
stumpfen Ende eines Bleistiftes. Führen Sie die
Druckpunktmassage in Intervallen aus – jeweils
fünf- bis zehnmal kurz hintereinander: zunächst
am linken, dann am rechten Daumen.

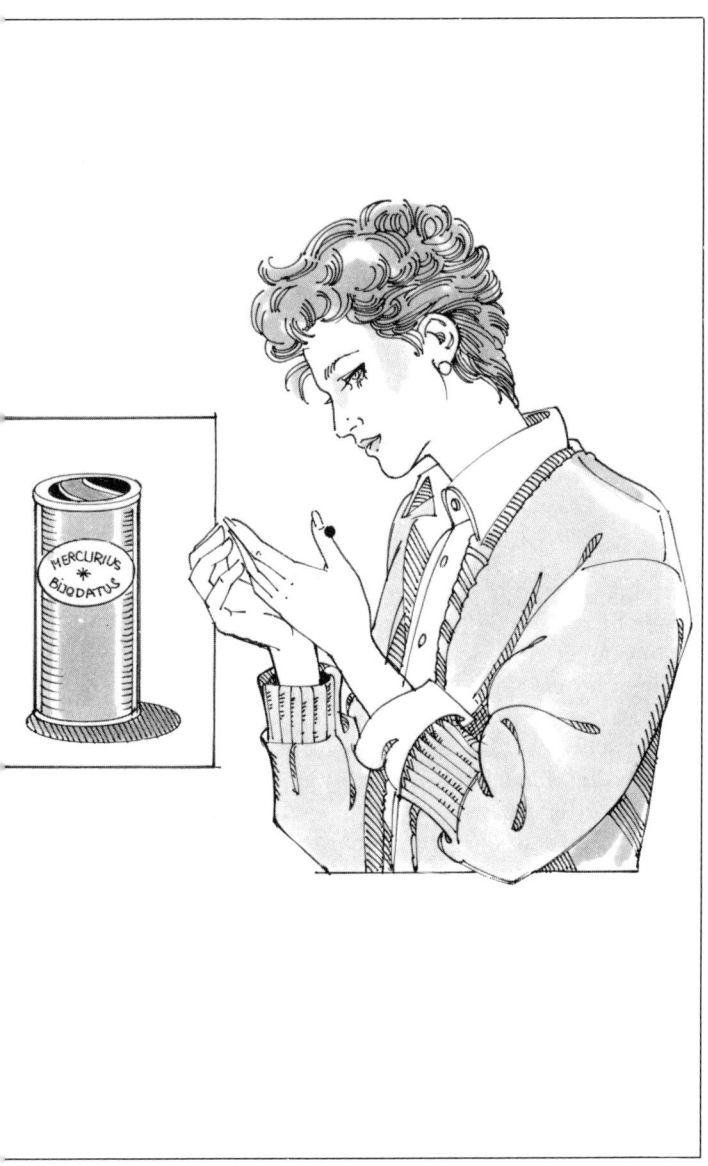

Das Mittel gegen Mandelentzündungen: Mercurius bijodatus

Das homöopathische Mittel ›Mercurius bijodatus D 6‹ vereinigt zwei hochwirksame Arzneistoffe – Quecksilber und Jod. Beide besitzen gegen Entzündungsvorgänge aller Art die größte Kraft. Patienten haben beobachtet, daß Mercurius bijodatus D 6-Tabletten besonders gut wirken, wenn bei einer Mandelentzündung die Lymphdrüsen am Hals und in den Kieferwinkeln bereits geschwollen sind. Im akuten Fall helfen zweistündliche Gaben von je einer Tablette. Sind die Mandeln bereits chronisch vergrößert, läßt man über sechs Wochen lang täglich zwei Tabletten auf der Zunge zergehen.

Pro und contra Mandeloperationen

Archäologische Funde haben gezeigt, daß Mandeloperationen bereits vor 3000 Jahren praktiziert wurden. Nichtsdestoweniger sind sie heute noch umstritten. Aus naturheilkundlicher Sicht befürwortet man den Eingriff nur nach strengster Beurteilung, weil er ja auch das Immunsystem schwächt. Bei chronischen Entzündungszuständen werden die Mandeln als Abwehrorgane allerdings wertlos – wenn sie einen dann nur noch peinigen und bei Streptokokken-Entzündungen gar gefährden, sollten sie wirklich geopfert werden.

Die Entfernung der Mandeln ist ein komplikationsloser und risikoarmer Eingriff. Bei Kindern erfolgt er meist in Vollnarkose. Bei Erwachsenen wählt man dagegen lieber eine örtliche Betäubung, weil für sie ein größeres Narkoserisiko besteht. Die eigentliche Operation dauert nur wenige Minuten: Der Chirurg löst dabei die Mandeln aus ihrem ›Lager‹ und trägt sie mit einer Schlinge ab. Der Patient sollte ein bis zwei Tage im Bett bleiben, kann aber bereits nach fünf Tagen das Krankenhaus wieder verlassen.

20. Kapitel

Migräne

Augenflimmern kündigt die Beschwerden an

Selten schlägt die Migräne aus heiterem Himmel zu – sie kündigt sich vielmehr durch einen sehr merkwürdigen und deshalb nahezu untrüglichen Gesichtsfeldeffekt an: Das Blickfeld verengt sich zum kreisrunden Ausschnitt und wird von sternförmigem Flimmern, farbigen Linien und hellen Punkten überlagert. Mit der Homöopressur können Sie vielfach bei diesen Warnsignalen den bevorstehenden Migräneanfall sogar noch kupieren.

Das Zaubermittel der Homöopathie sind Tropfen aus der buntfarbigen Schwertlilie. Nehmen Sie zu Beginn der Behandlung jede halbe Stunde zehn Tropfen auf die Zunge (höchstens aber dreimal hintereinander), und behalten Sie die Arznei möglichst lange im Mund. Massieren Sie gleichzeitig den sogenannten Migränepunkt am Hinterkopf kräftig mit der Zeigefingerkuppe mehrmals bis zu 20 Sekunden lang. Auf diese Weise regen sie die Durchblutung der Hirnrinde an. Denn nach neuesten Erkenntnissen ist die Sehstörung, die einer Migräneattacke vorausgeht, auf eine hormonelle Fehlsteuerung in den Nervenzellen des Gehirns zurückzuführen – ausgelöst durch eine Mangeldurchblutung der Hirnrinde.

Über das rätselhafte Krankheitsbild der Migräne zerbrechen sich Wissenschaftler immer noch die Köpfe. Lange Zeit nahm man an, daß plötzlich einsetzende Gefäßkrämpfe die Ursache der meist einseitigen Kopfschmerz-

So
finden Sie den
Generalpunkt

Den Migränepunkt der Homöopressur finden
Sie am leichtesten, wenn Sie den Zeigefinger der
rechten Hand den Nacken aufwärts zum Haar-
ansatz gleiten lassen – von dort führt eine breite
Rinne zum knöchernen Vorsprung der sogenannten
Hinterhauptschuppe; drei Fingerbreit darüber
liegt der gesuchte Punkt. In der alten chinesischen
Medizin nennt man diesen Punkt ›Pae-Roe‹, das
bedeutet soviel wie ›Hundertfacher Sammler‹. Die
Druckmassage befreit nicht nur von Migräne-
schmerzen, sondern ist auch bei Konzentrations-
schwäche und der sprichwörtlichen ›Hirnleere‹
nach Überanstrengung hilfreich. Es scheint
geradeso, als würde durch die Behandlung eine
kraftvolle Energie ›hundertfach gesammelt‹
und den Gehirnnerven zugeführt.

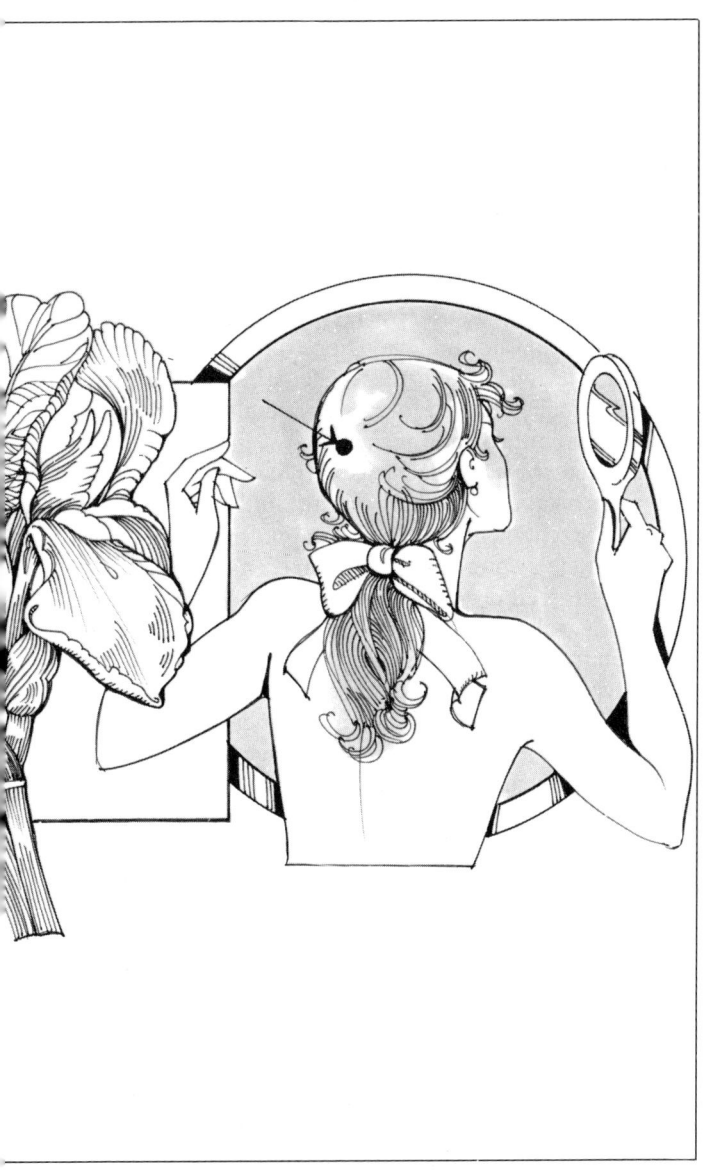

attacken seien. Dies scheint aber lediglich die Folge einer Hormonstörung in den Nervenzellen des Mittelhirns zu sein. Vielfach mag sogar eine angeborene Schwäche in fest umschriebenen Bezirken des Mittelhirns dahinterstecken, denn in 60 bis 80 Prozent aller Fälle tritt die Migräne familiär bedingt auf.

Während im Kindesalter Jungen und Mädchen zahlenmäßig gleichermaßen von Migräne geplagt werden, kommen bei den Erwachsenen fünf Frauen auf einen männlichen Migräniker. Diese Tatsache spricht bereits sehr deutlich dafür, daß hormonelle Dinge bei Entstehung der Migräne eine wichtige Rolle spielen (Frauen haben ein weitaus komplizierteres Hormonsystem als Männer!). Bei rund 80 Prozent aller Frauen verschwindet die Migräne während einer Schwangerschaft (Hormonumstellung!), tritt sogar nach den Wechseljahren (Hormonumstellung!) überhaupt nicht mehr auf. Die Einnahme der Pille (künstliche Hormone!) kann das Leiden dagegen verschlimmern. Und ein Großteil der Patientinnen klagt sogar ausschließlich im Zusammenhang mit der Menstruation (Hormonverschiebung!) über Migräne.

Die typischen Schmerzattacken, begleitet von Schwindel, Übelkeit und Erbrechen dauern mindestens drei Stunden und halten nicht selten mehrere Tage lang an. Wer so geplagt wird, sollte unbedingt auch einmal über vier Wochen eine Art Schmerztagebuch führen. Es ist wichtig, Auftreten, Art und Häufigkeit der Migräneanfälle, die begleitenden Umstände wie Hitze, Erschöpfung, Hunger und die im Zusammenhang stehende Ernährung genau zu erfassen – denn einige Nahrungsmittelbestandteile, vorwiegend in Schokolade, Wurstwaren, Käse und chinesischen Speisen (medizinisch spricht man sogar vom ›Chinarestaurant-Syndrom‹) wurden schon sehr häufig als auslösende Faktoren erkannt.

Wenn's ohne Schmerztabletten einfach nicht geht, rate ich zu einer Sorte, die lediglich die Substanz Acetylsalicylsäure (kurz: ASS) enthält. Kurzfristig darf man 500 bis

1000 Milligramm ASS einnehmen, ohne schädliche Nebenwirkungen befürchten zu müssen. Rein pflanzliche Acetylsalicylsäure findet sich in Spierstaudenblüten (botanisch: Spiraea ulmaria); bei leichteren Schmerzzuständen kann man mit solchem Kräutertee durchaus über die Runden kommen. Merzen Sie dagegen unter den alten Beständen in der Hausapotheke unbedingt phenacetinhaltige Mittel aus – diese wurden wegen ihrer Gefährlichkeit vom Markt genommen.

Das Migränemittel: Iris versicolor

Aus dem frischen Wurzelstock der buntfarbigen Schwertlilie wird die homöopathische Arznei ›Iris versicolor D 2‹ gewonnen. Am besten beginnen Sie mit der Einnahme der Schwertlilientropfen bereits vor einem neuen, zu erwartenden Anfall. Vorbeugend nimmt man dann dreimal täglich zehn Tropfen vor den Mahlzeiten ein. Das Mittel ist besonders hilfreich, wenn Brennen und Unbehagen im Magen, Sodbrennen und Erbrechen die Migräne begleiten. Vielfach wurde beobachtet, daß die Iris-Medizin am besten bei der sogenannten Sonntagsmigräne wirkt; darunter versteht man ein gehäuftes Auftreten der Migräneattacken zu solchen Zeiten, in denen die Patienten am Wochenende zur Ruhe kommen.

Sie sollten sich einfach mal gehen lassen!

Seelenärzte haben herausgefunden, daß Migränepatientinnen ganz bestimmte Wesenszüge tragen: Sie sind krampfhaft ehrgeizig, haben einen nahezu pedantischen Ordnungssinn und wollen in allen Dingen perfekt sein. Erfolg am Arbeitsplatz, in Familie und Gesellschaft spielt für sie eine entscheidende Rolle. Ärger und Feindseligkeit fressen Migräne-Patientinnen allerdings verbissen in sich hinein.

Darauf beruht eine der bekanntesten Theorien, wie die Kopfschmerz-Attacke entstehen könnte: Wenn die aggressiven Impulse über einen längeren Zeitraum gehemmt und nicht zum Ausdruck gebracht werden, so kann dies zu einer Blockade des Gefühlslebens führen. Die überreizten Nerven entladen sich dann eines Tages in einem Migräne-Anfall.

Andere Psychosomatiker glauben, daß sich Migränepatientinnen schlecht anpassen können. Es ist ihnen unmöglich, einmal gesteckte Pläne und Ziele aufzugeben. Feindseligkeit, Ablehnung und Neid, die durch diese Eigenschaften entstehen können, werden unterdrückt. Im plötzlich auftretenden Migräneschmerz sieht man deshalb eine Reaktion des Körpers, durch welche der unbewußte seelische Konflikt gelöst werden soll.

21. Kapitel

Regelschmerzen

So bleiben die kritischen Tage erträglich

Mindestens die Hälfte aller Frauen haben während der monatlichen Regelblutungen Beschwerden; zusätzlich leiden rund dreißig Prozent unter Schmerzen, bevor die Menstruation einsetzt. Die Dysmenorrhöe, so bezeichnet man die erstgenannte Befindensstörung, und das prämenstruelle Syndrom, so das zweitgenannte Erscheinungsbild, gelten bei Frauen und Mädchen als die häufigste Einzelursache für Fehlen am Arbeitsplatz oder in der Schule. Während die prämenstruellen Spannungen meist bei jüngeren Frauen vorkommen, nimmt die Dysmenorrhöe mit steigendem Alter zu.

Nicht etwa, daß allen mit der Homöopressur geholfen werden könnte – aber sehr vielen der Betroffenen vermag die Kombinationsbehandlung von Homöopathie und Akupressur doch das Leben vor und während der kritischen Tage zu erleichtern.

Zumindest ist ein Versuch lohnenswert, denn die Homöopressur löst ja bekanntlich keine unerwünschten Nebenreaktionen aus. Wie man sich hilft? Beginnen Sie die Behandlung bereits fünf Tage vor Einsetzen der Regel. Erste Maßnahme: Lassen Sie dreimal täglich zehn Tropfen der Urtinktur aus dem Gemeinen Schneeball auf der Zunge zergehen; während des Regelkrampfes sollten Sie zusätzlich sechs-, höchstens achtmal, fünf Tropfen einnehmen. In besonders schweren Fällen ist es unbedenklich, die

So
finden Sie die
Generalpunkte

Die beiden Akupressurpunkte, deren Stimulierung Regelschmerzen lindern sollen, liegen etwas
unterhalb, sowie rechts und links des Bauchnabels.
Aber die Stellen lassen sich sehr genau lokalisieren.
Legen Sie zunächst die drei Mittelfinger der
rechten Hand unter den Nabel, ziehen Sie in
Gedanken eine waagrechte Linie darunter. Auf
dieser Linie liegen unsere Punkte, jeweils zwei
Fingerbreiten vom Bauchnabel entfernt. Eine
leichte Massage mit den Kuppen beider Mittelfinger wirkt entspannend auf die Unterleibs-
organe, auch wenn man die Akupressurpunkte
nicht haargenau trifft. Hier kommt es darauf
an, daß man die Massage möglichst oft,
mindestens jede halbe Stunde, vornimmt.

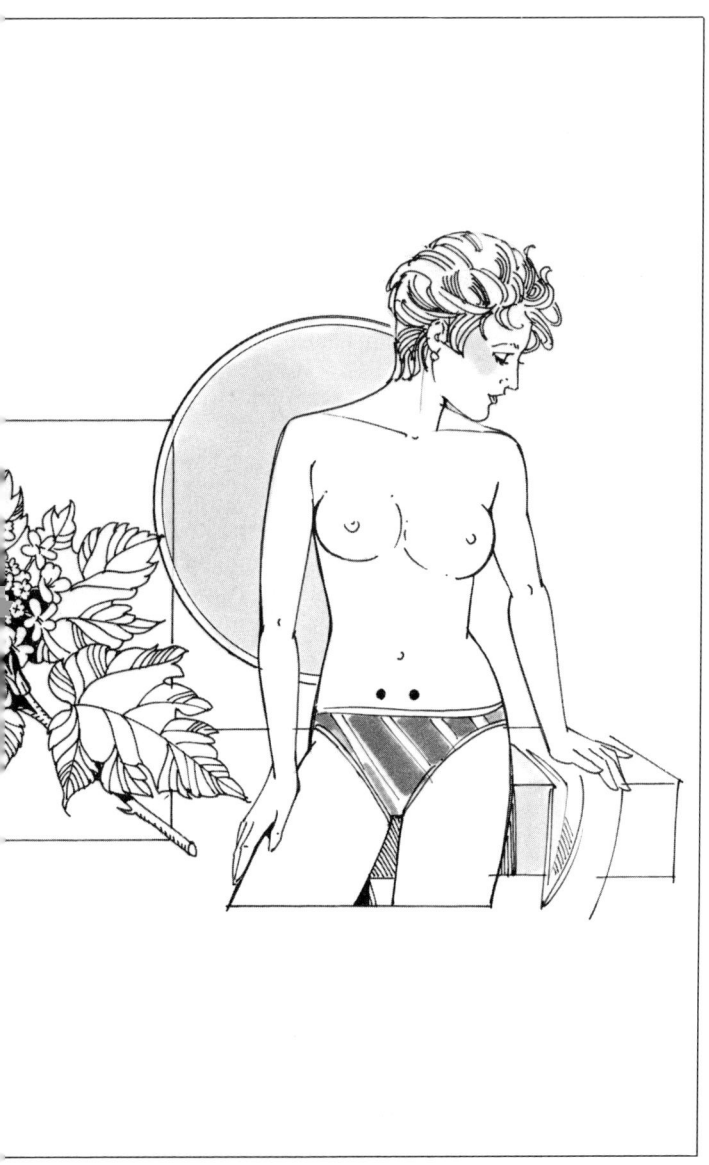

Dosis auf fünf Tropfen jede halbe Stunde zu steigern – bis die Schmerzen abgeklungen sind. Zweite Maßnahme: Massieren Sie mit den Mittelfingern der rechten und linken Hand gleichzeitig zwei Punkte unterhalb des Bauchnabels, am besten jede halbe Stunde für jeweils dreißig Sekunden.

Generell sollten bei Regelschmerzen und Beschwerden vor der Menstruation organische Ursachen ausgeschlossen werden. Aber diese werden nur bei einer sehr kleinen Gruppe festgestellt. Was letztendlich zu der häufig sehr starken gesundheitlichen Beeinträchtigung führt, ist immer noch nicht restlos geklärt. Frauenärzte machen hormonelle Verschiebungen, seelische Faktoren, aber auch falsche Erziehung dafür verantwortlich. So ist beispielsweise die Tatsache bekannt, daß Periodenschmerzen viel häufiger bei Töchtern vorkommen, deren Mütter ebenfalls unter der Dysmenorrhöe zu leiden haben.

Die Begleiterscheinungen von Dysmenorrhöe und prämenstruellem Syndrom sind vielseitig und mehr als nur lästig: Angefangen von Ruhelosigkeit, Angstzuständen, Schlaflosigkeit, Gereiztheit und Gefühlsausbrüchen über leichte Ermüdbarkeit, Kopfschmerzen, Schwindel, Verstopfung, Schweißausbrüchen bis hin zu sehr schmerzhaften Krampfzuständen der Gebärmutter. Diese sind oft so peinigend, daß sich nach Schätzungen von Experten immer noch Millionen Frauen in der westlichen Welt allein aus diesem Grund die Gebärmutter entfernen lassen. Die Vorstellung, daß man ein schmerzendes Organ einfach herausoperieren kann, um die Beschwerden loszuwerden, ist natürlich unsinnig und wird von naturheilkundlich denkenden Ärzten abgelehnt.

Zurückhaltung sollte auch in der Behandlung mit Hormonen geübt werden; statt dessen ist es sinnvoll, zunächst probate Mittel aus der Erfahrungsheilkunde anzuwenden, um die Beschwerden zu lindern. Die verschiedensten Wärmeauflagen bringen beispielsweise häufig rasche Linderung. Geeignet sind Wärmflasche oder Heizkissen, auch ein mit Heublumen gefülltes Kissen, das in siedendem

Wasser erhitzt wird; neuerdings gibt es sogar handliche Fangoplatten zur Selbstbehandlung; diese kann man im Backofen erwärmen.

Entkrampfend und entspannend wirkt bereits ein feucht-warmer Leibwickel, wie ihn der Wasserpfarrer Kneipp empfohlen hat. Ebenso nützlich sind Kneipp'sche Wechselfußbäder (drei Minuten warm, zehn Sekunden kalt, letzte Anwendung immer kalt!), ansteigende Sitzbäder (36 bis 38 Grad) oder kühle Körperwaschungen.

Das Mittel gegen Regelschmerzen: Viburnum opulus

Die homöopathischen Tropfen gegen Regelschmerzen werden aus der frischen Rinde des Gemeinen Schneeballs (botanisch: Viburnum opulus) hergestellt. ›Viburnum-Urtinktur‹ bekommt man in jeder Apotheke rezeptfrei. Das Mittel wirkt besonders gut bei allen Krampfschmerzen vor und während der Menstruation. Vielfach strahlen die Krämpfe auf die Nachbarorgane, zum Beispiel den Dickdarm und die Harnleiter aus, wodurch es vorübergehend zu Verstopfung und Koliken kommen kann. Viburnum-Urtinktur riecht deutlich nach Baldrian, ein Hinweis auf die Baldriansäure, die in der alten Heilpflanze enthalten ist. Überdies enthält der Schneeball einen noch nicht erforschten Bitterstoff.

Die Regel ist fast immer unregelmäßig

Eine alte Gynäkologenweisheit lautet: Das einzig regelmäßige an der Regel ist ihre Unregelmäßigkeit. Und das stimmt auch. Schließlich hat nur eine von hundert Frauen über Jahre hinweg pünktlich alle 28 Tage ihre Blutung. Schwankungen der Abstände zwischen zwei Regelblutungen von 25 bis 35 Tagen sind ganz normal. Es gibt sehr viele Frauen, die auf veränderte Umwelteinflüsse – zum Beispiel Klimawechsel, Kummer und Sorgen, eine fieberhafte Infektion, Anstrengungen, Hungerkuren oder das Absetzen der Anti-Baby-Pille – mit Unregelmäßigkeiten der Monatsblutung reagieren.

Während diese Reaktion völlig normal ist, gibt es auch Zyklusstörungen, die unbedingt gynäkologisch geklärt werden müssen. Dazu gehören unter anderen zu starke Blutungen (Hypermenorrhöe), zu schwache Blutungen (Hypomenorrhöe), das Ausbleiben der Blutung (Amenorrhöe), ein zu kurzer Zyklus (Polymenorrhöe) oder zu langer Zyklus (Oligomenorrhöe), Blutungen nach dem Geschlechtsverkehr, eine Blutung mitten im Zyklus oder außer der Reihe.

22. Kapitel

Reisedurchfall

Jeden Dritten trifft ›Montezumas Rache‹

Es ist schick und durchaus auch für den Normalbürger erschwinglich geworden, dem Winter einfach ein Schnippchen zu schlagen: Wenn bei uns noch der Frost klirrt, dreht man einfach zu Hause die Heizung ab, setzt sich in einen modernen Düsenjet und befindet sich bereits nach wenigen Stunden Flugzeit in südlicher oder gar tropischer Sonne.

Leider handelt es sich meist, schon aus rein finanzieller Überlegung, um Kurzreisen von nur zwei Wochen. Deshalb ist der gesundheitliche Aspekt kaum der Rede wert, denn zu einer Erholung benötigt der Organismus mehr Zeit. Aber wer sich nach Sonne sehnt oder auch nur mal einen Tapetenwechsel wünscht, ist gut beraten. Allerdings muß er sich besonders vorsehen, um nicht noch die Hälfte der kostbaren Urlaubstage mit einer scheußlichen Darminfektion zu verplempern. Denn jeden Dritten trifft eine ›akute infektiöse Diarrhöe‹, spaßig als ›Montezumas Rache‹ bezeichnet, zu gut deutsch: ein Reisedurchfall.

Wenn Sie das homöopathische Mittel ›Aloe D 4-Tropfen‹ in der Reiseapotheke haben, sind Sie nun besser dran als andere Patienten. Träufeln Sie alle drei Stunden fünf Tropfen davon auf die Zunge und behalten Sie sie möglichst lange im Mund. Überdies sollten Sie sich die zweite hilfreiche Maßnahme der Homöopressur zunutze machen: Massieren Sie so oft wie möglich die beiden wichtigsten chinesischen Punkte gegen Reisedurchfall; sie liegen am

So
finden Sie die
Generalpunkte

Legen Sie die Handflächen so auf den Rücken,
daß die beiden Daumen auf den Hüftknochen zu
liegen kommen. Die abgespreizten Mittelfinger
ruhen dann bereits auf der sogenannten Kreuzbeinplatte, in der die fünf Wirbel des Kreuzbeins
zu einem schaufelförmig gekrümmten Knochen
zusammengeschmolzen sind. Rechts und links
neben der Mitte der Kreuzbeinplatte sind die
Kreuzbeinlöcher deutlich zu tasten. Die gesuchten
Akupressurpunkte liegen je drei Zentimeter
seitlich von den beiden ersten Kreuzbeinlöchern.
Dort, unterhalb des Beckenkammes, sind sehr
deutliche Vertiefungen zu ertasten.

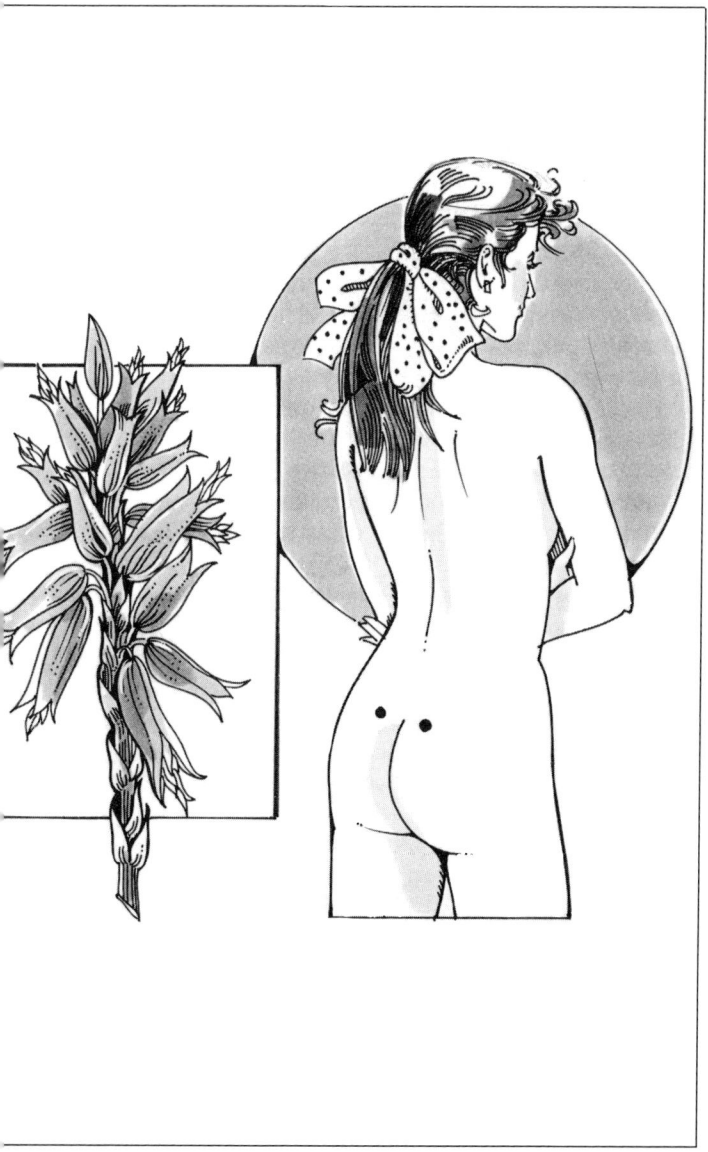

Ende der Wirbelsäule auf der sogenannten Kreuzbein-platte.

Krankmachende Mikroorganismen, in rund 50 Prozent aller Fälle die sogenannten Kolibakterien, sind die Hauptursache der Reisediarrhöe. Diese gemeinen Bazillen gelangen vor allem mit der Nahrung und verseuchtem Trinkwasser in den Magen-Darm-Kanal.

Deshalb:

* Hände weg vom Wasserhahn, ausschließlich Mineralwasser trinken und damit auch die Zähne putzen;
* zur Kühlung von Getränken keine losen Eiswürfel aus der Hotelbar verwenden;
* Meeresfrüchte (Austern, Fische!) nur gekocht essen;
* Fleischgerichte nur gekocht oder gebraten essen;
* keine ungeschälten Früchte essen;
* Nahrungsmittel von Straßenverkäufern nicht anrühren;
* Vorsicht beim kalten Buffet, bei Salaten, bei Speiseeis.

Der englischsprechende Hoteldiener hat gewöhnlich einen lockeren, aber gutgemeinten und sehr treffenden Spruch auf Lager: »Boil it, cook it, peel it – or forget it!« Das bedeutet soviel wie: »Koch' es, brat' es, schäl' es – oder vergiß es!« Wer sich daran hält, kommt am ehesten am Reisedurchfall vorbei. Aber leider machen rund 90 Prozent aller Touristen, so ist es statistisch belegt, früher oder später doch einen Diätfehler. Viele fallen aber auch einfach den unhygienischen Verhältnissen zum Opfer. Deshalb sollte man sich grundsätzlich am fernen Urlaubsort zu eigen machen:

* vor jedem Essen die Hände mit Seife reinigen;
* keine Gemeinschaftshandtücher (Toiletten) benutzen.

Wenn es Sie trotz aller Vorsichtsmaßnahmen erwischt hat, können Sie durch die Maßnahmen der Homöopressur in wenigen Tagen wieder auf den Beinen sein. Fasten Sie zu Beginn der Erkrankung. Ersetzen Sie aber die durch anhaltende Diarrhöe verlorengegangene Körperflüssigkeit durch süßen Tee, reichlich Orangensaft und knabbern Sie Salzstangen (Salz bindet Wasser im Gewebe!). Abzuraten ist von Colagetränken, die immer wieder empfohlen werden: Das darin enthaltene Koffein reizt den Darm zusätzlich.

Das Durchfallmittel: Aloe

Die Aloe gehört zu den ältesten Arzneipflanzen überhaupt. Sie ist vor allem in Südafrika, den Mittelmeerländern und Indien beheimatet. Die Droge wird durch Einkochen des Blattsaftes gewonnen und gilt vor allem als sehr wirksames Abführmittel. Einmal mehr beweist sich hier die homöopathische Ähnlichkeitsregel: Eine Erkrankung, die durch eine bestimmte Substanz hervorgerufen wird, kann durch winzige Spuren der gleichen Substanz geheilt werden. In der Homöopressur wenden wir ›Aloe D 4-Tropfen‹ an – das ist eine Verdünnung von einem Tropfen Aloe-Saft auf 10 000 Tropfen Verdünnungsmittel!

Eine Schutzimpfung gibt es nicht

Mindestens einem Drittel der 16 Millionen Fernreisenden werden auch in diesem Jahr zumindest einige Tage des ersehnten Urlaubs durch Reisedurchfälle vergällt. Einen Impfschutz gibt es bisher nicht dagegen. Und auch von der vorbeugenden Einnahme eines Medikamentes ist abzuraten. Früher häufig verordnete keimtötende Arzneimittel wie die stark wirkenden Antibiotika werden heute zur Behandlung der normalen Reisediarrhöe abgelehnt. Sie bleiben der Therapie von sehr schweren Darmerkrankungen (Fieber und Blut im Stuhl!) vorbehalten. Selbstverständlich wird man bei solchen Begleiterscheinungen auch einen Arzt um Rat fragen. Ihr eigenes Risiko können Sie schon in etwa selbst einschätzen, wenn Sie die epidemiologischen Untersuchungen kennen. Urlaubsziele mit einem hohen Reisediarrhöe-Risiko sind danach die Entwicklungsländer in Lateinamerika, Afrika, dem Mittleren Osten und Asien; ein mittleres Risiko geht man in südeuropäischen und auf einigen karibischen Inseln ein; in Kanada, Nordeuropa, Australien, Neuseeland, den USA und den meisten Karibikstaaten ist das Risiko, eine Durchfallerkrankung zu erleiden, gering. Wer erschöpft und halb krank am Urlaubsort ankommt, ist besonders gefährdet. Verzichten Sie während des Fluges auch auf größere Mengen Alkohol, die den Körper schwächen. Stärken Sie dagegen die Abwehrkräfte durch Vitamin- und Mineralstoffpräparate oder Extrakte aus dem Roten Sonnenhut, einer alten indianischen Arzneipflanze.

23. Kapitel

Rheumatischer Formenkreis

Ein Schrank mit vielen Schubladen

Bei einer sehr großen Anzahl von Beschwerden haben Sie mit nur zwei Maßnahmen der Homöopressur ganz ausgezeichnete Hilfen in der Hand, um Linderung und Besserung herbeizuführen. Es handelt sich um die zahlreichen Schmerzzustände des sogenannten rheumatischen Formenkreises. Wenn Sie bei den verschiedensten Gesundheitsstörungen, die man dazu rechnet, gewissenhaft die homöopathischen Tropfen des Giftsumach-Strauches einnehmen (der Apotheker hält sie unter der Bezeichnung ›Rhus toxicodendron D 4‹ vorrätig) und zusätzlich mehrmals täglich den Hauptrheumapunkt der chinesischen Medizin – er befindet sich zwei Fingerbreit vom Handgelenk auf der Oberseite des Unterarmes – massieren, dann fühlen Sie sich mit Sicherheit bald wohler in Ihrer Haut.

Den weitgefächerten ›rheumatischen Formenkreis‹ vergleicht man am ehesten mit einem großen Schrank, der viele Schubladen enthält. Auf der einen Schublade steht ›Arthrose‹, auf der nächsten ›Arthritis‹; weitere Laden tragen die Aufschriften ›Bandscheibenschaden‹, ›Ischias‹, ›Schiefhals‹, ›Sehnenscheidenentzündung‹ oder ›Tennisarm‹.

Wieder andere sind mit den Bezeichnungen ›Nervenschmerz‹, ›Nackensteifigkeit‹ oder ›Muskelrheumatismus‹ versehen. Tatsächlich rechnet man all diese Beschwerdebilder zu den rheumatischen Erkrankungen.

So
finden Sie den
Generalpunkt

Den Generalpunkt zur Selbstmassage bei rheumatischen Schmerzzuständen aller Art finden Sie so:
Legen Sie die rechte Hand flach auf den Tisch –
am Übergang vom Handrücken zum Handgelenk
sieht man die schwach ausgebildeten Handwurzel-
querfalten. Legen Sie die ausgestreckten Mittel-
und Zeigefinger der linken Hand darauf: genau in
der Mitte hinter dem Zeigefinger liegt der gesuchte
Punkt. Massieren Sie mit der Daumenkuppe
der linken Hand, stützen Sie dabei mit den
restlichen Fingern der Linken das rechte Handgelenk von unten ab. Die Druckmassage wird für
jeweils zehn Sekunden, und zwar dreimal unmittelbar hintereinander, ausgeführt. Verfahren Sie
gleichermaßen auf der anderen Körperseite.

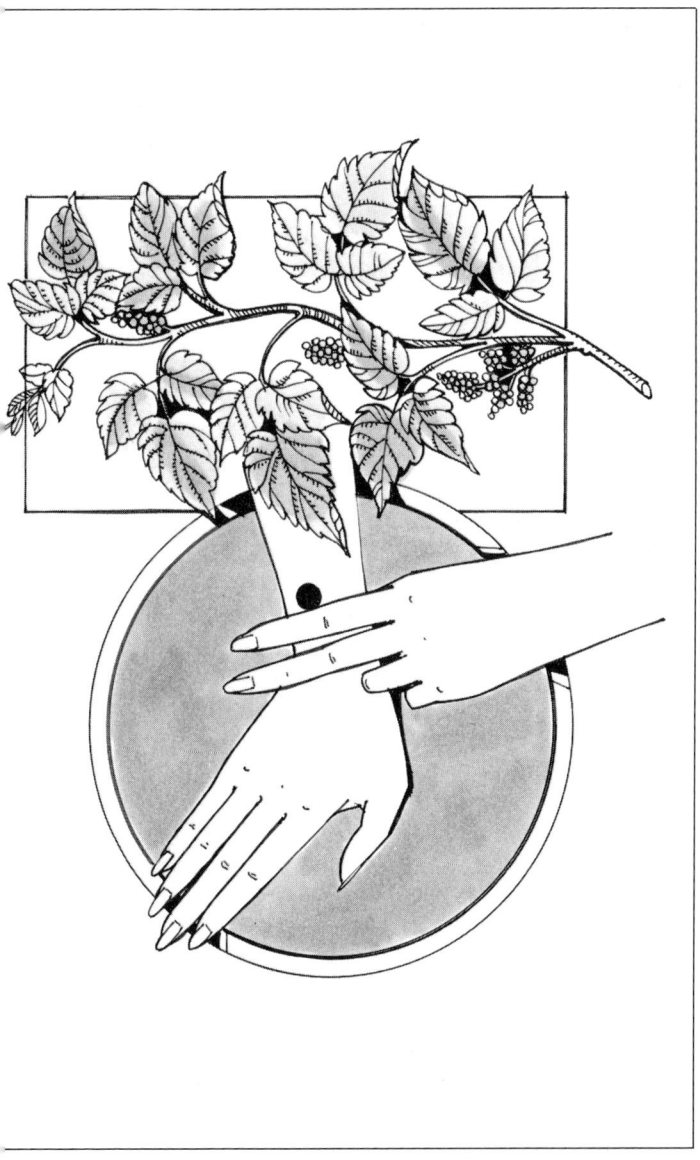

Manche Patienten mit ständigen Gelenkschmerzen haben vielleicht schon einen Rheumatest machen lassen. Wenn dieser Test keinen Befund erbracht hat, sind sie davon überzeugt: »Rheuma liegt nicht vor.« In Wirklichkeit liefert der sogenannte Rheumatest aber lediglich einen Hinweis auf die ganz gefährliche ›Polyarthritis‹, nämlich entzündliches Rheuma, das in Schüben verläuft, vielfach von Fieber begleitet wird und gleichzeitig mehrere oder sogar alle Gelenke befällt. Ein wirksames Mittel gegen die Polyarthritis gibt es bis heute nicht; immerhin darf man die notwendige ärztliche Behandlung ohne weiteres mit täglich dreimal zehn Tropfen ›Rhus toxicodendron D 4‹ unterstützen.

Bei anderen rheumatischen Schmerzzuständen kann man sich von diesem bewährten Mittel weitaus größere Hilfe versprechen. Zum Beispiel bei der Gelenkarthrose, die in der Regel auf einen altersbedingten Verschleiß zurückzuführen ist. Wußten Sie eigentlich, daß jeder Mensch über 50 Jahren Arthrosen hat? Würde man seine mit Knorpel überzogenen Gelenke röntgen, ließe sich mit Sicherheit irgendwo eine Verschleißerscheinung feststellen. Aber das ist kein Grund zur Panik – denn natürlich sollte man eine Arthrose nur behandeln, wenn sie Beschwerden hervorruft. Vielfach machen sich leichte Arthrosen gar nicht bemerkbar.

Anders ist es mit der Arthritis. Die lateinische Endung ›itis‹ deutet immer auf einen entzündlichen Prozeß. Bei der Arthritis handelt es sich also um eine akute Gelenkentzündung, die fast immer auch sehr schmerzhaft abläuft. Die unverwechselbaren Anzeichen einer Entzündung sind Rötung, Hitze, Schwellung und Schmerz – dagegen müssen Sie ganz schnell etwas tun; natürlich denken Sie an die Einnahme von Rhus-Tropfen (im akuten Zustand alle zwei Stunden zehn Tropfen) und die Pressur des Hauptrheumapunktes. Überdies bringt eine Eisabreibung baldige Schmerzlinderung (siehe Seite 145: So stellt man einen Eislolly her).

Das Rheumamittel: Rhus toxicodendron

Mit leuchtend roten dreiteiligen Blättern sieht man den herbstlichen Giftsumach (botanisch: Rhus toxicodendron) bei uns in vielen Gärten. Der kaum mannshohe Strauch ist in Nordamerika beheimatet. Das homöopathische Mittel ›Rhus toxicodendron D 4-Tropfen‹ wird aus den jungen Trieben des Giftsumachs hergestellt. Bei chronischen Beschwerden nimmt man dreimal täglich, bei akuten Zuständen alle zwei Stunden je zehn Tropfen ein. Arzneimittelprüfungen haben ergeben, daß Giftsumach-Tropfen besonders wirksam sind, wenn folgende Umstände das Krankheitsbild begleiten: Verschlimmerung durch Nässe und Kälte; auch Ruhe verschlimmert, während die Beschwerden durch Bewegung gebessert werden (die Gelenke laufen sich allmählich ein!).

So stellt man einen Eislolly her

Wärme und Kälte spielen bei der Behandlung von Erkrankungen des rheumatischen Formenkreises eine wichtige Rolle. Merke: Bei chronischen Beschwerden werden in der Regel wärmende Maßnahmen als lindernd empfunden. Kälte hilft dagegen bei den akuten entzündlichen Prozessen. Bei einer Gelenkentzündung ist die Behandlung mit dem Eislolly hilfreich. So stellen Sie ihn her:

Füllen Sie einen Joghurtbecher mit Wasser und lassen Sie es im Gefrierfach des Kühlschranks oder der Gefriertruhe gerinnen. Stecken Sie nun in die Mitte des halbgefrorenen Wassers einen kleinen Holzstab, einen Spatel oder auch einen Teelöffel als Handgriff. Warten Sie weiter ab, bis der Wasserbecher zu Eis geworden ist. Dann lösen Sie unter warmem Wasser den Eislolly heraus und schon haben Sie ein ausgezeichnetes Heilmittel.

Gegen abfließendes Schmelzwasser wird der Eislolly mit einem Frottée-Gästehandtuch umwickelt, so daß nur die kreisrunde Grundfläche herausragt. Führen Sie mit dem Eislolly unter leichtem Druck kreisende Massagebewegungen auf dem schmerzenden Gelenk aus. Legen Sie dabei immer wieder kurze Pausen ein, vor allem wenn sich ein unangenehmer Kälteschmerz einstellt. Insgesamt sollte die Behandlung zehn bis zwölf Minuten betragen, darf aber durchaus mehrmals täglich wiederholt werden. Durch das Absinken der Hauttemperatur wird nicht nur die Schmerzschwelle deutlich herabgesetzt, sondern auch der Entzündungsvorgang gestoppt.

So entstehen Arthrosen

Die jährlichen Kosten für die medizinische Versorgung Rheumakranker bewegen sich an der Zehn-Milliarden-Grenze. Und rund 60 Prozent aller rheumatischen Erkrankungen sind Arthrosen. Diese Verschleißerkrankungen nehmen mit steigendem Alter zu. Zu den Entstehungsbedingungen gehören Fehlstellungen der Gelenke, Übergewicht, sportliche und berufliche Überlastung, Lähmungen, Verrenkungen und Zerrungen. Auch Stoffwechselerkrankungen wie Gicht und Gelenkknorpelverkalkung sind beteiligt. Meist beginnt die Abnutzung im Gelenkknorpel durch eine krankhafte Veränderung der Knorpelsubstanz. Die verminderte Wasserbindungsfähigkeit und der ebenfalls nachlassende Quelldruck der Knorpelsubstanz verringern die Belastbarkeit des Knorpels. Krafteinwirkungen führen dann zu Einrissen auf der Knorpeloberfläche. Im schlimmsten Fall scheuert sich der gesamte Gelenkknorpel weg und es kommt zu massiven Gelenkkapselveränderungen.

24. Kapitel

Schlafstörungen

Überaktivität läßt nicht zur Ruhe kommen

Wenn Sie am Abend nicht einschlafen können, sind Sie vielleicht ein Grüblertyp. Sie grübeln möglicherweise stundenlang über große und kleine Probleme, über Geld, Ehe, Krankheit, Zukunft. Es gibt Leute, die grübeln sogar darüber, warum sie nicht einschlafen.

Für solche schwierigen Fälle hier ein probates Rezept: Notieren Sie vor dem Zubettgehen alle Dinge, die Sie beschäftigen, auf einem Zettel. Auch wenn Sie damit die Lösung Ihrer Probleme noch nicht gefunden haben, Sie haben sie erst einmal aus dem Kopf. Vielfach hilft dies schon, um rasch zum verdienten Schlummer zu finden.

Und dann ist da natürlich noch die Homöopressur. Lassen Sie zum einen etwa eine halbe Stunde vor dem Schlafengehen 15 Tropfen ›Avena sativa‹-Urtinktur auf der Zunge zergehen; massieren Sie zum anderen viermal hintereinander für je 15 Sekunden den Schlafpunkt: Er liegt genau vier Fingerbreiten über dem Bauchnabel.

Das homöopathische Mittel ›Avena sativa‹ wirkt übrigens ganz besonders gut bei nervösen Erschöpfungszuständen. Wer darunter leidet, kann einfach nicht abschalten. Diese Überaktivität läßt nicht zur Ruhe kommen. Eine Entspannungsmethode wie das autogene Training wäre jetzt hilfreich. Aber gerade die Nervösen können sich so schlecht auf die Entspannungsübungen konzentrieren. Mit der Homöopressur sind sie deshalb meist besser bedient.

So
finden Sie den
Generalpunkt

Der Schlafpunkt der Homöopressur liegt auf dem
sogenannten Konzeptionsgefäß der traditionellen
chinesischen Akupunkturlehre. Dabei handelt es
sich um eine gedachte Linie, die senkrecht von der
Kinnspitze hinunter durch den Bauchnabel verläuft. Legen Sie die linke Hand so auf den Bauch,
daß der Nagel des kleinen Fingers genau über dem
Bauchnabel liegt. Der gesuchte Schlafpunkt befindet sich dann unmittelbar über dem Zeigefinger
auf dem Konzeptionsgefäß. Dieser Leitlinie sind
keine Organe zugeordnet (wie das bei den sogenannten Meridianen der Fall ist). Die Akupressur
seiner Punkte beeinflußt mehr die seelische Seite
gesundheitlicher Störungen.

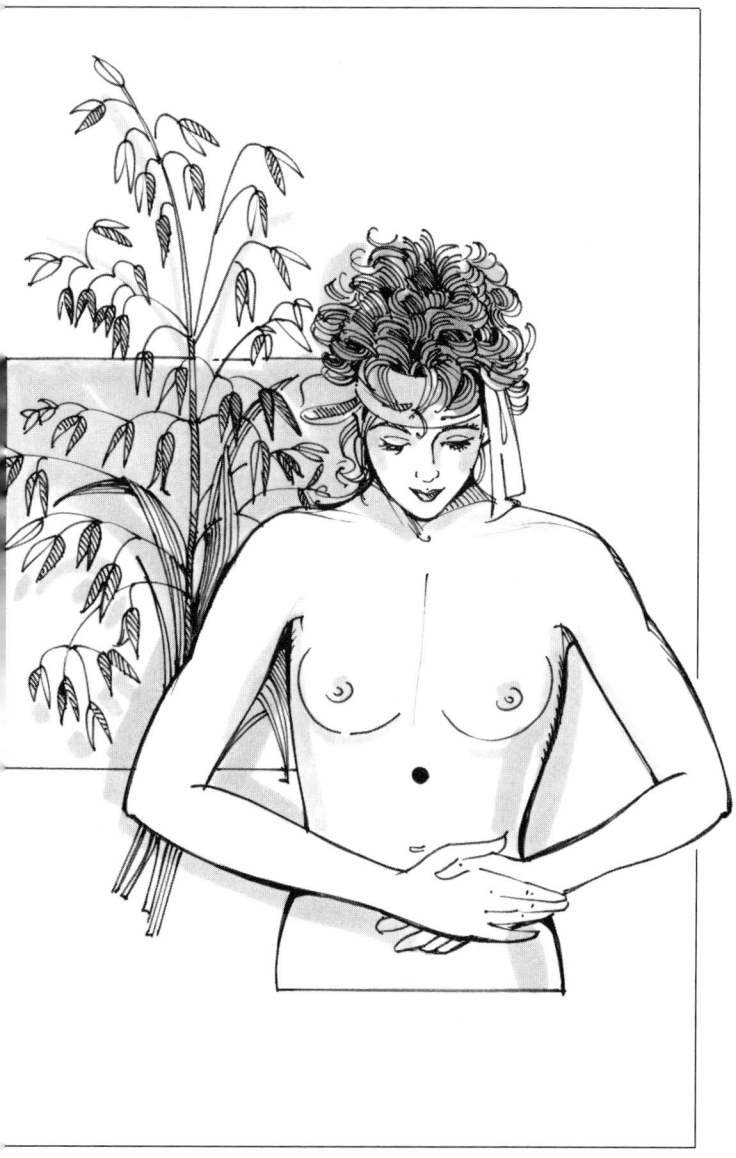

Wenn Sie unter Durchschlafstörungen leiden, sollte das homöopathische Präparat auf dem Nachttischchen stehen. Auch wenn Sie am Abend bereits 15 Tropfen eingenommen haben, dürfen Sie in der Nacht unbedenklich noch ein- bis zweimal jeweils zehn Tropfen auf der Zunge zergehen lassen. Fast immer schläft man dann sehr rasch wieder ein. Eine Akupressur sollte man dagegen in der Nacht nicht ausführen.

Schlaflose müssen unbedingt wissen, daß chemische Schlafmittel ihr Problem nicht lösen können. Auch wenn sie millionenfach (oft leichtfertig) verordnet werden, so kann man nicht genug davor warnen. Wie gefährlich sie sind, zeigt die Tatsache, daß man nur sehr schwer wieder davon loskommt: Erst nach sechs bis zehn Tagen nach Absetzen eines Schlafmittels, das man eine Zeitlang eingenommen hat, treten Entzugserscheinungen (zum Beispiel Schlaflosigkeit) auf, die in der Regel bis zu sechs Wochen anhalten!

Hinter den natürlichen körpereigenen Schlafsubstanzen, die im Rhythmus von 24 Stunden müde werden und dann einschlafen lassen, jagt die Wissenschaft seit Jahrzehnten her. Es handelt sich um die sogenannten Neurotransmitter, biochemische Überträgerstoffe, die über Millionen von Nervenschaltstellen rhythmische Impulse vermitteln.

Auch wenn einige dieser Substanzen bereits isoliert werden konnten (z. B. Serotonin, Noradrenalin, die Gamma-Aminobuttersäure oder der Schlaffaktor DSIP) – hier steckt die Wissenschaft noch in den Kinderschuhen.

Zum Glück gibt es aber in der Naturheilkunde, einmal ganz abgesehen von der Homöopressur, zahlreiche bewährte Alternativen. Um nur einige aufzuzählen: Auszug aus zerhackter Baldrianwurzel trinken, entspannendes Kräuterbad mit Hopfenzapfen nehmen, beruhigendes Duftkissen neben das Kopfkissen legen, feuchte Socken nach Pfarrer Kneipp anziehen, Zimmerluftbad nehmen oder warme Milch mit Honig trinken.

Das Schlafmittel: Avena sativa

Das homöopathische Mittel ›Avena sativa-Urtinktur‹ ist mit Sicherheit ein Präparat ohne unerwünschte Nebenwirkungen. Wie sollte es auch – es wird aus dem Hafer hergestellt. Man weiß immer noch nicht, auf welche Inhaltsstoffe die beruhigenden Eigenschaften der Hafertropfen zurückzuführen sind. Tatsächlich wird dem Mittel aber von Arzneimittelprüfern eine Wirkung nachgesagt, die dem der Barbitursäure gleichkommt. Die Barbiturate sind sehr starke Schlafmittel, die jedoch gefährliche Nebenwirkungen entfalten können. ›Avena sativa-Urtinktur‹ wird dagegen mit Erfolg sogar zur Überbrückung von Entziehungserscheinungen bei Rauschgiftsüchtigen verordnet.

Auch Wasseradern und Vollmond machen schlaflos

Wer überhaupt keine rechte Nachtruhe mehr findet, sollte einmal einen Wünschelrutengänger in sein Haus bestellen. Möglicherweise kreuzen sich ausgerechnet tief in der Erde unter der Schlafstatt zwei Wasseradern, von denen krankmachende Erdstrahlen ausgehen. Wissenschaftlich bewiesen ist diese Theorie nicht – aber viele Leute schwören darauf, daß sie erst wieder vernünftig schlafen können, seit sie ihr Bett an eine andere Stelle gerückt haben. Wie dem auch sei: Man kann allenfalls ein Honorar für den Wünschelrutengänger und ein wenig Zeit verlieren.

Nach anderen, ebenfalls wissenschaftlich nicht zu belegenden Berichten, bringt auch der Vollmond viele Menschen um den Schlummer. Möglicherweise hängt diese Tatsache mit der unwahrscheinlichen Kraft des Mondes zusammen, die ja auch Ebbe und Flut reguliert. Da der menschliche Körper zu 80 Prozent aus Wasser besteht, ist es denkbar, daß der Vollmond genau wie auf das Meer auch Einfluß auf unseren Organismus nimmt.

25. Kapitel

Schulter-Arm-Syndrom

*Wenn Kämmen und Anziehen
zur Qual werden*

Beschwerden im Schulter-Arm-Bereich sind so zahlreich und verschiedener Natur, daß man sie kaum an zwei Händen aufzählen kann. Dazu gehören oft qualvolles Reißen vom Schultergelenk bis in die Fingerspitzen, auch Taubheitsgefühl, Stechen im Ellbogen, brennende Nervenschmerzen und unangenehmes Kribbeln oder absolute Steifheit, die es unmöglich macht, den Kopf zu drehen. Schulter-Arm-Beschwerden können so weh tun, daß man sich nicht mehr alleine kämmen oder anziehen kann.

Wenn es sich um einen akuten Fall handelt, sollten Sie sich auf die Homöopressur besinnen, ehe Sie zu starken Schmerztabletten greifen (aber ohne Frage ist auch bei chronischen Beschwerden ein Behandlungsversuch lohnend). Lassen Sie zum einen dreimal täglich zehn Mädesüß-Tropfen auf der Zunge zergehen (fragen Sie beim Apotheker nach der botanischen Bezeichnung ›Spiraea ulmaria-Urtinktur‹). Massieren Sie zum anderen stündlich den Akupressurpunkt gegen Schulter-Arm-Beschwerden: Er liegt in einer leicht auffindbaren Grube oberhalb des Ellbogengelenks.

So bunt wie das Beschwerdebild, so vielfältig und unterschiedlich sind die Ursachen, die zu Schulter-Arm-Beschwerden führen können. Häufig vermag man selbst die Diagnose zu stellen: Man hat Muskulatur, Sehnen oder

Gelenke durch einseitige Belastung — etwa beim Tennisspielen, beim Schreibmaschineschreiben oder bei der Gartenarbeit überanstrengt; auch wenn man sich gestoßen oder bei einem Unfall sich eine Prellung zugezogen hat, kennt man den Grund der Beschwerden. Aber es kann natürlich viel mehr dahinterstecken: Gelenkverschleiß (Arthrose), Bandscheibenschäden an der Halswirbelsäule, eine Schleimbeutelentzündung, ein Nervenleiden oder auch einfach nur Verspannungen.

›Einfach nur‹ ist so leicht dahingesagt. Denn mit diesen Verspannungen ist es schon ein Kreuz, weil sie langjährige chronische Leiden auslösen können. Nicht selten liegt die Ursache, und dann ist sie besonders schwer herauszufinden, sogar im seelischen Bereich. Denn wer sich wegen Sorgen, ständigem Ärger oder anderen seelischen Problemen im wahrsten Sinne des Wortes ›hängen läßt‹, verspannt automatisch die Muskulatur im Schulterbereich (bei Leuten, die den ganzen Tag am Schreibtisch sitzen, ist dies vielfach statisch bedingt). Schon bald kommt es dann zu örtlichen Stoffwechselstörungen, denn die verkrampfte Muskulatur wird schlechter durchblutet und mit Sauerstoff versorgt. Die Folge sind Stoffwechselschlacken, die sich zu regelrechten Ansammlungen ballen. Diese fühlbar harten Knoten nennt man im Fachjargon ›Gelosen‹. Sie können widerliche Schmerzen auslösen, wenn sie etwa im Schulterbereich auf die Nervenwurzeln drücken, die an der Wirbelsäule austreten.

Neben der Homöopressur ist jetzt entspannende Wärme immer richtig. Rotlicht zum Beispiel. Dreimal täglich zehn Minuten; man stellt die Rotlichtlampe dabei in solch einer Entfernung auf, daß ihre wohltuende Wärme deutlich auf dem Rücken zu spüren ist. Interessant ist die Tatsache, daß es nahezu in jedem Mehrpersonen-Haushalt eine Rotlichtlampe gibt, die aber so gut wie nie genutzt wird. Rotlicht sorgt für eine bessere Durchblutung der Muskulatur, Stoffwechselschlacken werden vermehrt abgegeben, gereizte Nerven beruhigen sich.

So
finden Sie den
Generalpunkt

Der Generalpunkt gegen Schulter-Arm-Beschwerden
ist leicht zu finden: Stemmen Sie die rechte
Hand in die Hüfte, tasten Sie dann mit den Fingern
der linken vom Schultergelenk abwärts zum
Ellbogen; etwa ein Żentimeter oberhalb des Ellbogengelenks fühlt man eine deutliche Grube –
hier liegt der gesuchte Akupressurpunkt.
In der chinesischen Medizin nennt man die Stelle
›Tienn-Tsing‹, was soviel wie ›Himmelsbrunnen‹
bedeutet. ›Tienn-Tsing‹ zählt zu den sogenannten
Sedierungspunkten, das heißt, ihre Stimulation
beruhigt gereizte Nerven und wirkt schmerzlindernd. Beschwerden im Schulter-Arm-Bereich
treten meist einseitig auf. Behandeln Sie jedoch
die Punkte auf beiden Körperseiten, wenn der
gesamte Schultergürtel weh tut.

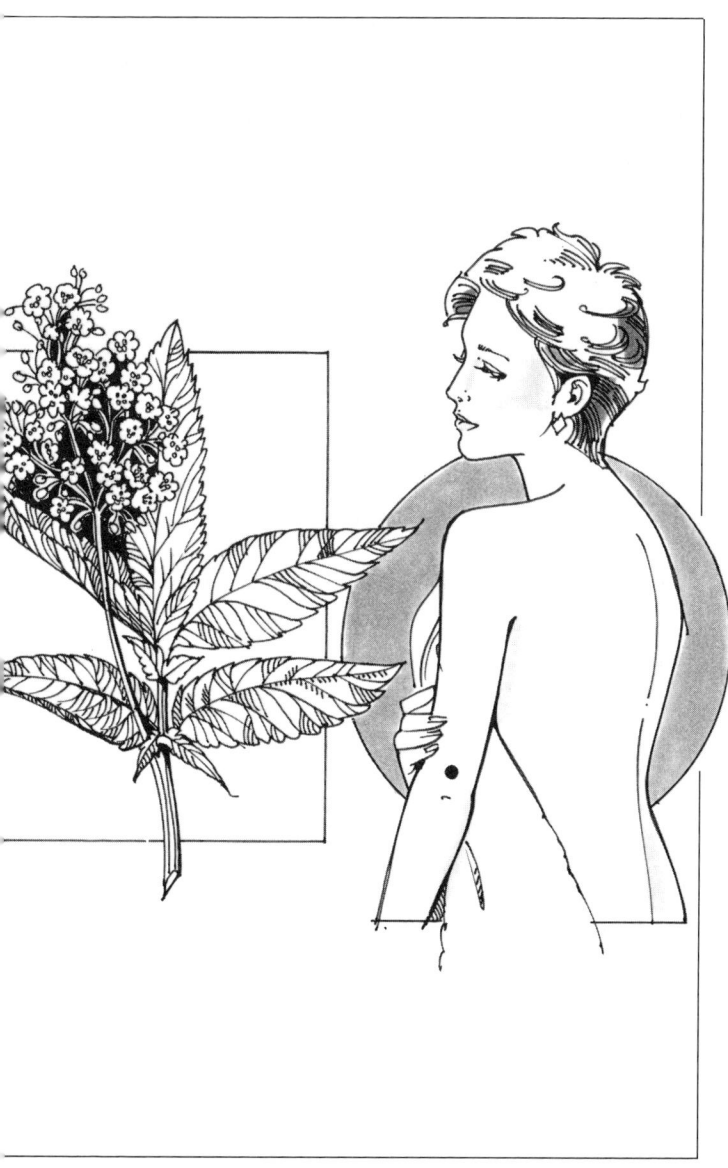

Auch gymnastische Übungen wie Schulterkreisen, Schulterheben und -senken, Schwungübungen der Arme, Kopfkreisen und Armkreisen tragen zur Linderung bei. Sie verbessern nicht nur die Gelenkbeweglichkeit, sondern kräftigen auch die durch ständige Verspannungen geschwächte Muskulatur.

Das Gelenkmittel: Spiraea ulmaria

Das Echte Mädesüß, auch Wiesenkönigin genannt, ist eine weit verbreitete Arzneipflanze. Ihre botanische Bezeichnung ist nicht leicht auszusprechen: Spiraea ulmaria (auch: Filipendula ulmaria). Die homöopathischen Tropfen werden aus den frischen Wurzeln der Pflanze gewonnen. Sie haben zunächst eine diuretische Wirkung, d. h. sie regen die Flüssigkeitsausscheidung über die Nieren an. Dies kommt auch rheumatischen Beschwerden zugute, weil dadurch vermehrt Stoffwechselschlacken aus dem Körper geschleust werden. Vor allem enthält Mädesüß aber eine pflanzliche Salicylsäure, eine Substanz, die zum Beispiel in chemischer Form in sehr vielen Schmerztabletten enthalten ist. Leitsymptome für die richtige Wahl des Mittels: Bewegung und Feuchtigkeit verschlimmern die Beschwerden.

Hausmittel ersetzen Tabletten

Bei akuten Schulter-Arm-Beschwerden können bewährte und unschädliche Hausmittel sehr häufig die (manchmal notwendigen) Schmerztabletten ersetzen. So lassen sich die quälenden Rückenschmerzen beispielsweise sehr gut durch heiße Auflagen lindern. Sehr nützlich ist etwa eine sogenannte Pellkartoffelpackung. Die gekochten, heißen Kartoffeln werden zerdrückt, in ein Tuch (ein kleiner Kissenbezug eignet sich auch) eingeschlagen auf die schmerzende

Stelle gelegt. Darüber kommt ein Zwischentuch (Frottee-handtuch) und schließlich eine Wolldecke. Die Packung wird erst abgenommen, wenn sie erkaltet ist. Pellkartof-feln sind deshalb so wirkungsvoll, weil sie sich ideal an den Körper modellieren und die Wärme sehr lange speichern.

Zu den guten alten Hausmitteln bei Schulter-Arm-Beschwerden gehören auch rohe oder gebratene Zwiebeln, die man in ein Tuch packt und zwanzig Minuten auf der schmerzenden Stelle liegen läßt. Empfehlen kann man auch eine Moorpackung, die auf die verspannte und ver-krampfte Muskulatur gelegt wird. Sie fördert nicht allein die Durchblutung, sondern mobilisiert auch die körper-eigenen Abwehrkräfte, so daß Stoffwechselschlacken rascher entfernt werden.

26. Kapitel

Schuppenflechte

Schubweiser Verlauf ist charakteristisch

Seltsamerweise tritt die Schuppenflechte – medizinisch: Psoriasis – im Frühjahr und im Herbst gehäuft auf. Niemand weiß, warum. Das schubweise Erscheinen ist charakteristisch, obwohl viele Patienten während des ganzen Jahres darunter zu leiden haben.

Bei der einfachen Form der Flechte handelt es sich um scharf begrenzte, gerötete, schuppentragende, kleinfleckige oder größere Herde auf der Haut, besonders häufig an den Ellbogen, auf der behaarten Kopfhaut oder am Gesäß. Salben und Tinkturen, die Anwendung von Meerwasser, Packungen, Bewegungsbäder, Trinkkuren oder auch die häufig praktizierte UV-Licht-Bestrahlung bringen manchmal Besserung, vielfach aber überhaupt keine Linderung.

Von der Homöopressur darf man grundsätzlich nicht mehr erwarten, denn heilbar ist die Schuppenflechte nicht. Behandlungsversuche, gleich welcher Art, sind aber durchaus zu begrüßen, wenn sie Besserung versprechen. Wichtig ist, daß sie keine unerwünschten Nebenwirkungen haben und nicht mit unverantwortlichen Ausgaben verbunden sind. Urteilen Sie selbst: Ein Fläschchen mit homöopathischer Arznei aus der Stechwinde oder Sarsaparilla kostet nicht mehr als ein Päckchen Zigaretten. Und die Selbstmassage des ›zuständigen‹ Akupressurpunktes kostet Sie keinen Pfennig. Dieser ›Generalpunkt gegen sämtliche Hautkrankheiten‹ liegt am dritten Glied des rechten und linken Zeigefingers.

Dabei ist die Schuppenflechte, genau betrachtet, gar keine Hautkrankheit. Sie ist eine Reaktion auf biochemische Vorgänge im Körper, deren Ursachen wir noch nicht kennen. Fest steht, daß die Schuppenflechte erblich bedingt ist. Das heißt jedoch nicht, daß jeder Mensch mit dieser Erbanlage auch eine Flechte bekommt.

In keinem Fall ist der Hautausschlag ansteckend, bereitet häufig auch kaum Beschwerden. Andererseits kann er aber mit quälendem Juckreiz verbunden sein. Insgesamt leiden rund 1,2 Millionen Bundesbürger – mehr oder weniger schlimm – unter der Schuppenflechte.

Wenn Sie dazugehören, sollten Sie täglich dreimal zehn Sarsaparilla D 2-Tropfen jeweils eine halbe Stunde vor den Mahlzeiten auf der Zunge zergehen lassen. Stimulieren Sie gleichzeitig mehrmals hintereinander für je fünf Sekunden den Hautpunkt am Zeigefinger mit der Daumenkuppe, zunächst an der linken, dann an der rechten Hand.

Zu den ältesten Naturheilmitteln gegen die Schuppenflechte gehört die Sonne. Nutzen Sie vor allem im Frühling jeden der ersten wärmenden Strahlen aus – aber hüten Sie sich vor einem Sonnenbrand. Diese starke Hautreizung kann durchaus einen neuen Schub der Krankheit auslösen. Meiden Sie deshalb auch Nahrungs- und Genußmittel, die Sie ›in Hitze‹ bringen. Bei dem einen mag das ein scharf gewürztes Gericht, bei dem anderen ein Glas Wein sein.

Wenn Sie morgens zwischen sechs und acht Uhr mit kühlem Wasser duschen, bedeutet dies eine Streßsituation für den Organismus: Die Nebennierenrinde produziert als Antwort darauf etwa fünf Milligramm des Hormons Kortisol, die stärkste entzündungshemmende Substanz, die wir kennen. Schon diese natürliche Maßnahme trägt oft dazu bei, die Schuppenflechte zu bessern.

Auch jede Art von Bädern ist erlaubt – aber anschließend sollten Sie die Haut unbedingt mit einer hautfreundlichen Salbe einfetten. Manche Psoriatiker brauchen nur Ruhe und Pflege, um gesund zu werden. Wenn sich der Patient wohlfühlt, wird die Schuppenflechte besser.

So
finden Sie den
Generalpunkt

Ballen Sie die linke Hand zur Faust und schauen
Sie auf den gekrümmten Zeigefinger; unmittelbar
an das Grundgelenk schließt ich das längste Finger-
glied an. Zwischen Grundgelenk und der Mitte
des Fingergliedes sind zwei deutliche Hautfalten
zu sehen. Genau zwischen diesen beiden Falten
bildet sich bei Faustschuß eine kleine Vertiefung
– darin liegt der gesuchte Akupressurpunkt gegen
Hautkrankheiten aller Art. Drücken Sie mehrmals täglich in Intervallen für je fünf Sekunden
mit der Daumenkuppe der anderen Hand auf
diese Stelle. Stimulieren Sie mindestens zehnmal
hintereinander den Punkt zuerst am linken,
dann am rechten Zeigefinger.

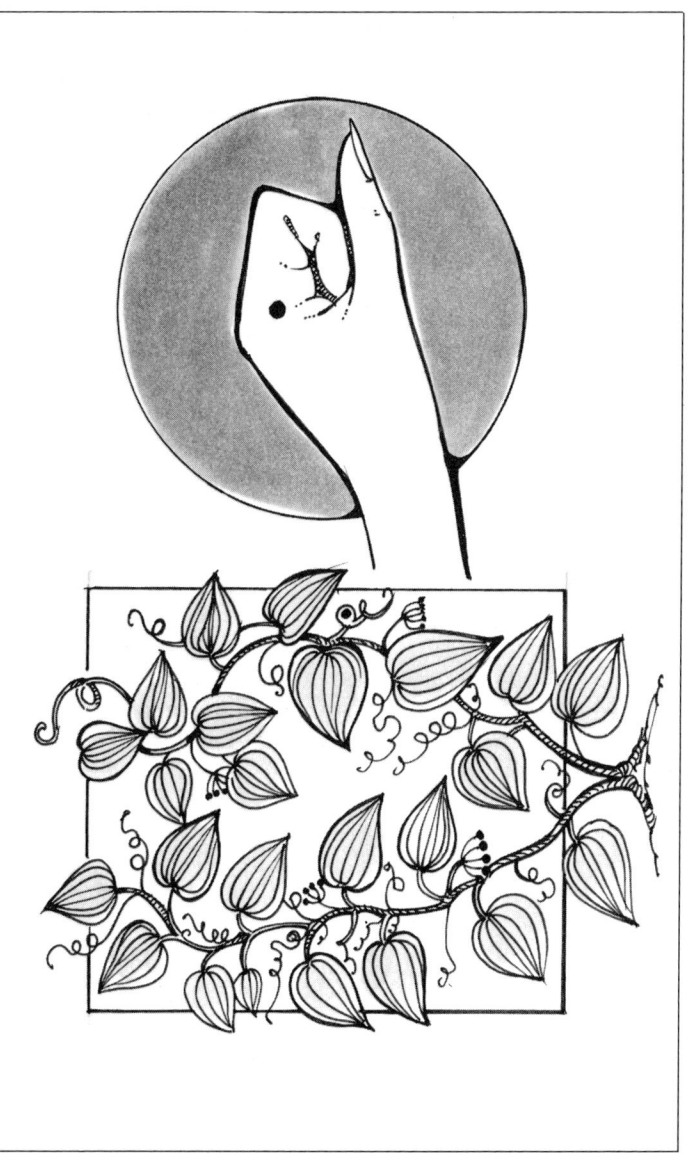

Das Hautmittel: Sarsaparilla

Die Stechwinde oder Sarsaparilla (botanisch: Smilax offizinalis) ist ein Liliengewächs. In den südamerikanischen Tropenwäldern wuchert sie lianenhaft mit 15 Meter langen Trieben. Die homöopathische Arznei ›Sarsaparilla D 2-Tropfen‹ wird aus dem kräftigen Wurzelstock gewonnen. Zu den hautwirksamen Inhaltsstoffen gehören Saponine, fettes Öl, Harz und Zucker. Sarsaparilla-Tropfen werden in der Homöopathie vor allem bei chronischen, stark juckenden und schuppenden Hautausschlägen verordnet. Die pflanzlichen Wirksubstanzen regen nicht nur den Hautstoffwechsel, sondern auch die Nieren an – ein Umstand, der zur Entgiftung des Organismus beiträgt.

Hautschäden durch Seife?

Seit Jahrhunderten verwendet man zum Waschen Seife (chemisch: Natrium- oder Kaliumsalze höherer Fettsäuren). Gemeinsam mit Wasser bildet sie schwach-alkalische Lösungen, die den schwach-sauren Schutzmantel der Haut abtragen. Die Gefahr dabei: Wird der Säureschutzfilm der Haut zerstört, haben krankmachende Bakterien leichtes Spiel. Hautschäden durch scharfe (stark-alkalische) Waschlösungen sind keine Seltenheit.

Im Normalfall braucht man aber keine Angst vor einem Duschbad zu haben. Denn die Haut ist selbst nach einer gründlichen Reinigung mit Seife in der Lage, den ursprünglichen pH-Wert innerhalb einer halben Stunde wiederherzustellen. Wer jedoch zu trockener Haut neigt (medizinisch spricht man von ›Sebostase‹), sollte sich lieber mit sogenannten Tensiden oder Syndets waschen. Diese verändern den Säuregehalt der Haut nicht. Allerdings wirken sie entfettend. Deshalb ist es vernünftig, sich nach Dusche oder Bad einzucremen oder gelegentlich auch ein Ölbad zu nehmen.

27. Kapitel

Schwindel und Ohrensausen

Die Ursache liegt im Innenohr

Der französische Arzt PROSPER MENIÈRE hat schon vor
mehr als hundert Jahren ein Krankheitsbild beschrieben,
das in mehr oder weniger abgewandelter Form Millionen
von Patienten schwer zu schaffen macht: Eine Art Drehschwindel im Kopf und quälendes Ohrensausen, verbunden mit einem flauen Gefühl im Magen.

Vielfach hat die Menièresche Krankheit eine ganz plau-
sible Erklärung. Es handelt sich um eine Reizüberflutung
des Gehirns, die vom Gleichgewichtsorgan im Innenohr
ausgelöst wird. Sehr häufig passiert das in einem Fahrzeug,
während einer stürmischen Überfahrt mit dem Schiff oder
im Flugzeug. Treffenderweise spricht man dann auch von
der Reisekrankheit.

Ein Heer von Patienten leidet aber unter genau den gleichen Begleiterscheinungen, ohne überhaupt nur im ent-
ferntesten an eine Reise zu denken. Vor allem das Ohrensausen, -klingeln und -rauschen macht ihnen zu schaffen.
Wenn Sie jetzt die Tricks der Homöopressur kennen, werden Sie nicht selten Ihre Beschwerden in kurzer Zeit ohne
einen Doktor los (der weiß nämlich oft auch nicht recht
weiter, weil das Ohrensausen und der Drehschwindel häufig ohne erkennbaren Grund auftreten).

Maßnahme Nummer eins: Träufeln Sie dreimal täglich
zehn homöopatische Kockelskörnertropfen (in der Apotheke spricht man von ›Cocculus D 6‹) auf die Zunge und
halten Sie sie möglichst lange im Mund. Anwendung

So
finden Sie den
Generalpunkt

Wenn Sie die Zeigefingerkuppen der rechten und
linken Hand hinter beide Ohren legen, können
Sie deutlich einen knöchernen Vorsprung fühlen –
dies ist der sogenannte Warzenfortsatz. Von der
höchsten Stelle dieses kleinen Buckels tastet man
sich etwa eine Fingerbreite in Richtung Nacken,
wo man eine deutliche kleine Vertiefung findet –
in ihrer Mitte liegt der gesuchte Akupressurpunkt.
Zu Beginn der Behandlung von Ohrensausen und
Drehschwindel sollten Sie die Druckpunktmassage
sehr häufig ausführen, am besten sogar stündlich.
Klingen die Beschwerden ab, sollte man die
Behandlung unbedingt noch eine Zeitlang fort-
führen – aber dreimal täglich reicht dann aus.

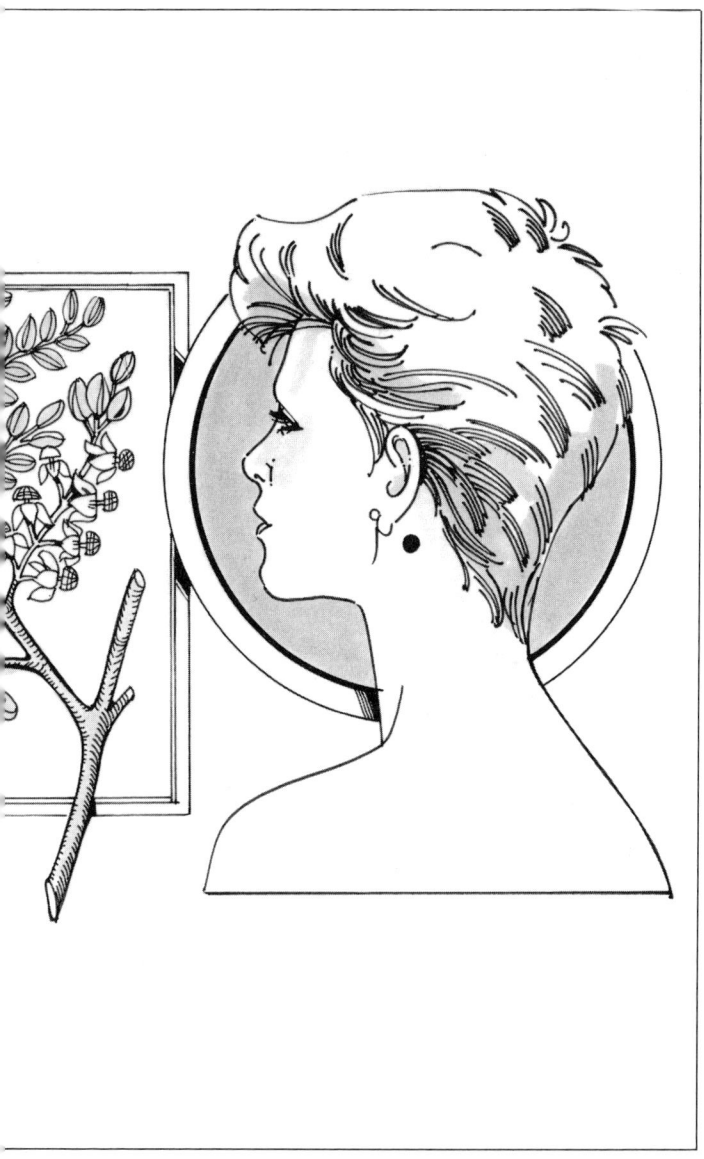

Nummer zwei: Akupressieren Sie mit beiden Zeigefinger-kuppen gleichzeitig einen Punkt hinter dem rechten und linken Ohr, und zwar zu Beginn der Behandlung jede Stunde dreimal hintereinander für jeweils zehn Sekunden.

Ohrensausen kann einen Menschen verrückt machen. Es kann so schlimm werden, daß man jegliche Lebenslust verliert. Nicht nur, daß der Patient einen unsicheren Gang bekommt – er hört auch schlechter als zuvor, bekommt ständige Kopfschmerzen, wird schlaflos. Eine der erklärlichsten Ursachen von Ohrensausen sind Durchblutungsstörungen. Kleinste Blutgefäße im Kopf haben sich verengt, es kommt zu Strömungsgeräuschen, die ins Innenohr übertragen werden. Hilfreich sind dann durchblutungsfördernde Maßnahmen. Beispielsweise ein Heilkräutertee aus je 25 Gramm Mistel und Rautenkraut, je 20 Gramm Weißdorn und Ackerschachtelhalm, und zehn Gramm Hirtentäschelkraut. Bereiten Sie aus einem Eßlöffel der Kräuter pro Tasse einen Aufguß zu (fünf Minuten ziehen lassen), und trinken Sie morgens nüchtern und abends vor dem Schlafengehen eine Tasse davon. Überdies haben sich die Vitamine A und E bewährt (gibt es in dieser Kombination in Tropfenform oder auch als Dragées).

Mitunter führt eine Blutverteilungsstörung zu den geschilderten Beschwerden – in diesem Fall haben sich ansteigende Armbäder sehr bewährt. Man beginnt das Armbad bei einer Temperatur von 36 bis 37 Grad Celsius und läßt langsam heißes Wasser zulaufen. Das Wasser kann eine Temperatur bis zu 42 Grad Celsius erreichen, je nachdem, wie man die Hitze verträgt.

Ohrensausen könnte natürlich auch mit einer beginnenden Lärmschwerhörigkeit im Zusammenhang stehen. Dies kann der HNO-Arzt (HNO = Hals-Nasen-Ohren) leicht feststellen und wird möglicherweise ein Hörgerät empfehlen. In den meisten Fällen liegt für Ohrgeräusche und Drehschwindel aber, wie gesagt, kein erkennbarer Grund vor. Und dann sollten Sie es wirklich einmal mit der Homöopressur versuchen.

Das Mittel gegen Schwindel und Ohrensausen: Cocculus

Die homöopathischen Kockelskörnertropfen werden aus den reifen getrockneten Früchten einer Schlingpflanze (Cocculus) gewonnen, die in der Hauptsache auf Sri Lanka, in Vorderindien und auf dem malaiischen Archipel wächst. Einmal mehr läßt sich an diesem Mittel die sogenannte Ähnlichkeitsregel der Homöopathie aufzeigen: Im Herkunftsland wurden zerstoßene Kockelskörner von den Einheimischen dem Bier beigemischt, weil sie einen berauschenden Drehschwindel hervorrufen.

Heilen mit Senf und Schwedenbitter

In der Volksheilkunde werden zahlreiche alte Hausmittel gegen Ohrensausen empfohlen. Ihre oft prompte Wirkung ist auf eine Verbesserung der Durchblutung, u. U. auch darauf zurückzuführen, daß die Beschwerden rein seelischer Natur sind. Einige der bewährten Rezepte:

* Man mischt einen Eßlöffel Rautensaft mit gleichen Teilen Rosenöl und träufelt von dieser Zubereitung morgens und abends je fünf Tropfen in das betroffene Ohr.

* Ein Teelöffel Senf, zwei frische Feigen und ein Eßlöffel Brunnenkressesaft zu einer breiigen Masse verrühren und als Pflaster für eine halbe Stunde hinter das Ohr legen.

* Ohr mit Ringelblumensalbe einreiben, dann einen mit ›Schwedenbitter‹ getränkten Wattebausch hineinlegen.

* Einige Tropfen Zwiebelsaft oder eine Mischung aus Weißkohlsaft und Honig ins Ohr träufeln.

* Ein Schnapsglas zur Hälfte mit heißem Wasser füllen, vier Tropfen dreiprozentigen Wasserstoff und zwanzig Tropfen Kamillentinktur hinzugeben. Gut vermischen und zwei- bis dreimal täglich drei bis fünf Tropfen warm ins Ohr träufeln.

28. Kapitel

Übergewicht

Die bequeme Art schlank zu werden

Wenn Sie zu den Leuten gehören, die sich vorgenommen haben, endlich ein paar Pfund abzunehmen, dann bekommen Sie jetzt noch sehr brauchbare Tips für dieses Vorhaben. Aber auch, wenn Sie bereits über Ihrem Körpergewicht resigniert haben und nun der Ansicht sind, »das bringt ja doch alles nichts« – dann sollten Sie es wenigstens noch einmal mit der Homöopressur versuchen. Und so wird's gemacht:

Träufeln Sie morgens, mittags und abends immer eine halbe Stunde vor den Mahlzeiten je zwanzig Blasentangtropfen auf die Zunge und behalten Sie sie möglichst lange im Mund. Wenn der Apotheker nicht recht weiß, was Sie meinen, nutzen Sie Ihre homöopathischen Kenntnisse und fragen nach ›Fucus vesiculosus-Urtinktur‹, so lautet die botanische Bezeichnng des Blasentangs. *liquido merc*

Und nun zur zweiten Maßnahme der Homöopressur: Massieren Sie, so oft Sie auch nur das geringste Hungergefühl verspüren (vor allem aber vor der Essenszeit), den Spezialpunkt der alten chinesischen Heilkunst. Der Punkt heißt ›yü-pe‹ und liegt genau in der Mitte zwischen Schultergelenk und Ellenbogenspitze. Am besten akupressieren Sie gleichzeitig den rechten Arm mit dem linken Mittelfinger und den linken Arm mit dem rechten Zeigefinger. Sie brauchen nur die Arme vor der Brust verschränken, dann geht das ganz leicht. Drücken Sie ganz kurz, aber mindestens zehnmal hintereinander, ziemlich fest auf den Punkt.

Wenn Sie die Homöopressur gewissenhaft ausführen, können Sie unter Umständen innerhalb von vier Wochen fünf bis zwanzig Pfund verlieren. Denn der jodhaltige Blasentang steigert den sogenannten Grundumsatz ganz beträchtlich, das heißt, er erhöht den Stoffwechsel, so daß die Fettzellen schneller verbrannt werden. Patienten mit Schilddrüsenleiden sollten allerdings vor solch einer Kur ihren Arzt fragen; denn bei der – zwar seltenen – Jodüberempfindlichkeit sollte man besser die Finger davon lassen. Zum anderen: Der Druck auf den Spezialpunkt ›yü-pe‹ dämpft überdies das Appetitzentrum im Gehirn, so daß Sie ganz plötzlich überhaupt keinen Hunger mehr verspüren.

In den letzten Jahren hat man die Sache immer wieder zu beschwichtigen versucht: Fettsucht sei ja eigentlich gar nicht so schlimm, schönes Essen und Schlemmen bedeute beispielsweise auch ein Stück Lebensqualität. »Wir sind rund, na und?« war der Titel eines sehr erfolgreichen Buches. Aber ganz so einfach darf man es sich doch nicht machen. Denn unbestritten ist, daß zuviel Körperfett zahlreiche Erkrankungen, vorwiegend bei Älteren, hervorrufen kann. Vor allem Zuckerkranke sind gefährdet (der erhöhte Zuckerspiegel normalisiert sich häufig allein durch eine Abmagerungskur!); aber das Übergewicht provoziert auch vorzeitige Gefäßverkalkung, hohen Blutdruck und erhöhte Blutfettwerte, rheumatische Erkrankungen und die Gicht.

Neueste Erkenntnisse der Ernährungsforscher stützen sehr alte Theorien: Danach gibt es gute und schlechte Futterverwerter, basierend auf einer individuellen Wärmeproduktion im sogenannten braunen Fettgewebe. Es nutzt zwar nicht viel, wenn man das weiß, aber immerhin darf man keineswegs jeden Übergewichtigen als Vielfraß bezeichnen und ihm unbeherrschtes Essen zur Last legen. Auch wenn dies für viele Dicke schon ein Trost ist: abnehmen ist in jedem Fall besser. Deshalb sollten Sie es wirklich einmal mit der Homöopressur versuchen!

So
finden Sie den
Generalpunkt

Winkeln Sie den linken Arm an, tasten Sie
mit den Fingern der rechten Hand nach dem
Schultergelenk. Wenn Sie nun an der Außenseite
des Armes die Finger abwärts – in
Richtung Ellenbogenspitze – gleiten lassen,
spüren Sie zunächst die deutliche Rundung des
Bizepsmuskels, die dann am tiefsten Punkt in
einer Vertiefung endet. Dieser Punkt
liegt genau in der Mitte einer gedachten Linie
vom Schultergelenk zur Ellenbogenspitze.
Regelmäßige Druckmassage auf diesen Spezialpunkt ›yü-pe‹ bewirkt zweierlei: Zum einen
wird der Stoffwechsel gesteigert, zum anderen
das Appetitzentrum gedämpft. Akupressieren
Sie abwechselnd oder gleichzeitig (indem man
die Arme vor der Brust verschränkt) den
linken und den rechten Arm.

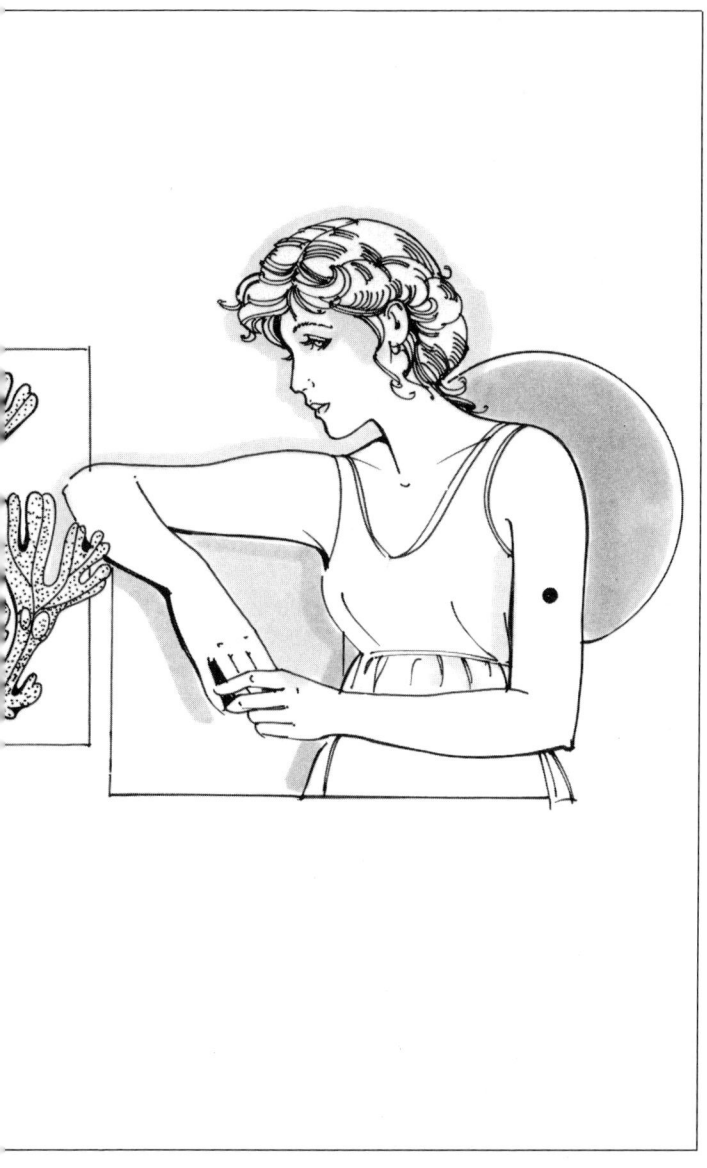

Das Schlankheitsmittel: Fucus vesiculosus

Das homöopathische Mittel ›Fucus vesiculosus-Urtinktur‹ kommt aus dem Meer: Der Blasentang wird an den Stränden von Nordsee und Atlantischem Ozean gefunden, wo die Brandung die vom Meeresboden abgerissenen Pflanzen anspült. Blasentangtropfen werden aus den getrockneten Pflanzenteilen hergestellt. In Tablettenform ist der Blasentang – im Gegensatz zu fast allen anderen homöopathischen Medikamenten – nicht erhältlich. Getrockneter Blasentang enthält bis zu 0,04 Prozent Jod. Jod steigert über die vermehrte Produktion von Schilddrüsenhormonen den Kalorienverbrauch. Wer allerdings auf jodhaltige Substanzen empfindlich reagiert, sollte vor der Einnahme seinen Arzt fragen.

Mit Reis purzeln die Pfunde

Die sogenannte Reis-Diät wurde eine Zeitlang auch als ›Manager-Diät‹ bezeichnet. Denn es ist bewiesen, daß sie einen erhöhten Blutdruck senkt, den Cholesteringehalt des Blutes verringert und Herzerweiterungen günstig beeinflußt. Außerdem ist die Diät nierenschonend. Natürlich bringt die strenge Reisdiät nach einigen Wochen auch eine erhebliche Gewichtsabnahme mit sich. In dieser Form sollte sie allerdings nur unter Aufsicht eines Arztes durchgeführt werden. Aber eine Entschlackungs- und Abmagerungskur mit Reis muß keineswegs den Kreislauf belasten. Und wer gesund ist, kann die nachfolgend empfohlene Reis-Kur ohne Reue drei Wochen durchhalten.

Am besten kochen Sie täglich 250 g unpolierten Reis (wegen der Vitamine und Mineralstoffe!) und teilen das Quantum in zwei Portionen auf, eine Hälfte für mittags, eine für abends. Darüber hinaus wird nichts gegessen. Der Reis sollte nicht oder nur ganz sparsam gesalzen werden, darf aber gewürzt und mit Salaten garniert werden.

29. Kapitel

Verstopfung

Abführpillen machen erst recht krank

Viele Frauen klagen über Herzjagen, allgemeines Unwohlsein, fühlen sich ständig kaputt und schlapp. Nicht selten steckt ein Mineralstoffmangel dahinter, hervorgerufen durch die andauernde Einnahme von Abführmitteln. Tatsächlich nehmen Frauen dreimal so häufig Tabletten und Pulver gegen die Verstopfung ein wie Männer. Hauptgründe dafür: Sie bewegen sich zuwenig, trinken zuwenig, essen zuwenig Ballaststoffe.

Die meisten Leute haben täglich Stuhlgang, andere nur alle zwei bis drei Tage. Aber auch das ist noch normal. Eine medizinische Norm für Regelmäßigkeit in diesem Sinne gibt es überhaupt nicht. Ausschlaggebend ist allein das Wohlbefinden des einzelnen. Der Griff zum Abführmittel erfolgt vielfach dann, wenn es durch die Darmträgheit zu Bauchschmerzen, Appetitmangel, Konzentrationsmangel, Lustlosigkeit und Müdigkeit kommt. Oft werden Abführmittel aber auch der schlanken Linie wegen eingenommen.

Ältere Leute neigen eher zur Verstopfung, weil ihr natürliches Durstgefühl herabgesetzt ist. Der Körper entzieht die lebensnotwendige Flüssigkeit dann dem Darm. Deshalb sollten Sie unbedingt immer reichlich trinken – mindestens zwei Liter am Tag.

Wenn Sie davon überzeugt sind, auf Abführmittel nicht mehr verzichten zu können, versuchen Sie es doch einmal

So
finden Sie den
Generalpunkt

Winkeln Sie den rechten Arm so an, daß Sie auf
den Handrücken schauen könnnen. In Höhe des
Ellbogens entsteht durch das Anwinkeln von
Unter- und Oberarm eine deutliche Hautfalte. Am
Ende dieser Falte liegt der gesuchte Akupressur-
punkt. In der chinesischen Medizin befindet er
sich auf dem sogenannten Dickdarm-Meridian.
Man bezeichnet ihn auch als Tonisierungspunkt.
Das heißt: Durch die Behandlung läßt sich die
Energie des zugehörigen Organs – eben des
Dickdarms – anregen und vermehren. Am besten
akupressieren Sie immer gleichzeitig mit der
Einnahme einer homöopathischen Tablette
(also höchstens dreimal täglich). Behandeln Sie
den Punkt sowohl auf dem rechten als auch
auf dem linken Arm.

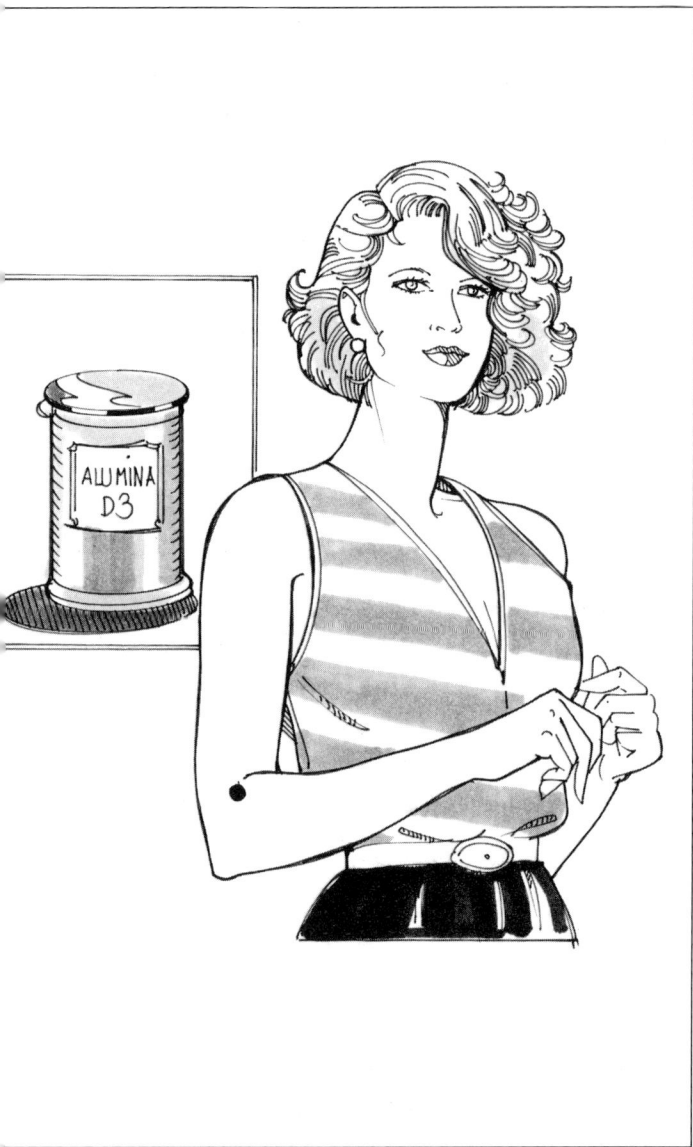

mit der Homöopressur. Die homöopathische Arznei heißt ›Alumina D 3‹, dabei handelt es sich um Tonerde-Tabletten (auch als Aluminiumoxyd bezeichnet). Lassen Sie dreimal täglich eine Tablette auf der Zunge zergehen.

Drücken Sie gleichzeitig mit der Zeige- oder Mittelfingerkuppe mehrmals für zehn bis zwanzig Sekunden den chinesischen Akupressurpunkt ›Tsiou-Tchre‹, das bedeutet soviel wie ›gewundener Teich‹. Der Punkt liegt auf dem sogenannten Dickdarm-Meridian seltsamerweise in Höhe des Ellbogens. Aber wir wissen ja, daß die inneren Organe vielfach mit sehr weit entlegenen Hautpunkten korrespondieren. Akupressieren Sie zunächst den rechten, dann den linken Arm – auf diese Weise regen Sie die Eigenbewegungen des Darms, die sogenannte Peristaltik, an.

Mit der homöopathischen Arznei Alumina D 3 verhält es sich ähnlich. Sie wirkt der Erschlaffung des Darmes entgegen und sorgt darüber hinaus für eine vermehrte Schleimabsonderung im Magen-Darm-Kanal, macht den Darminhalt also gleitfähiger. Alumina D 3 ist dabei kein Abführmittel im herkömmlichen Sinne, hat weder einen Gewöhnungseffekt noch irgendwelche unerwünschten Nebenwirkungen.

Wenn Sie Ihre Verstopfung losgeworden sind, sollten Sie aber dennoch versuchen, eine Normalisierung ganz ohne Verdauungshilfen herbeizuführen. Denn fast immer sind Ernährungsfehler schuld an der Darmträgheit. Essen Sie viel frisches Obst mit Schale (Äpfel und Birnen mit Kernhaus!), bevorzugen Sie Pellkartoffeln mit der Schale, tauschen Sie Weißbrot und Brötchen gegen grobe Brotsorten wie Vollkorn- und Knäckebrot aus. Die Renner unter den Ballaststoffen sind Weizenkleie, Leinsamen, Haferflocken – aber denken Sie daran, bei der Einnahme immer reichlich zu trinken (mindestens eine Tasse Flüssigkeit pro Eßlöffel). Stuhlanregend wirken auch Bohnenkaffee, Sauermilchprodukte, Obst- und Gemüsesäfte, Bier und Weißwein, Trockenfrüchte (Backpflaumen über Nacht einweichen und auf nüchternen Magen essen).

Schließlich läßt auch Bewegungsmangel die Darmmuskulatur ermüden. Laufen, Fahrradfahren, Treppensteigen, aber auch gymnastische Übungen wie Rumpfbeugen und Beinkreisen bringen den Darm auf Trab.

Das Mittel gegen Verstopfung: Alumina

In der Tier- und Pflanzenwelt gilt Aluminium als notwendiger Nahrungsbestandteil, der das Wachstum anregt. Die homöopathische Verabreichung von Aluminiumsalzen gilt als eines der wichtigsten Mittel gegen chronische Verstopfung. ›Alumina D 3-Tabletten‹ helfen besonders zuverlässig, wenn kein Stuhldrang besteht. Medizinisch spricht man in diesem Fall von einer ›atonischen Obstipation‹. Eine andere Form der Verstopfung ist die ›spastische Obstipation‹: Es besteht zwar Stuhldrang, aber es erfolgt keine oder nur eine ungenügende Entleerung. Auch in diesem Fall können Sie sich fast immer mit ›Alumina D 3-Tabletten‹ helfen. Meist kann man nach ein paar Tagen, wenn sich der Stuhlgang normalisiert hat, auf die homöopathische Arznei verzichten.

Auf die Ballaststoffe kommt es an!

Verstopfungen und Darmerkrankungen sind bei Naturvölkern so gut wie unbekannt. Der Grund: Der gesamte Verdauungsprozeß dauert bei Naturmenschen etwa 35 Stunden, bei zivilisierten Europäern aber rund einhundert Stunden. Wahrscheinlich ist dies allein auf den Anteil der Ballaststoffe in der Nahrung zurückzuführen. Die Westdeutschen essen beispielsweise pro Tag und Kopf im Durchschnitt nur fünf Gramm Ballaststoffe. Die Tagesration eines Bantunegers enthält dagegen rund 25 Gramm! Diese Ballaststoffe liefern keine Energie; sie werden sogar vom Körper unverdaut wieder ausgeschieden! Aber sie haben doch eine wichtige Bedeutung. Zum einen verfügen sie über ein großes Quellvermögen. Auf dem Weg durch den Körper kann sich ihr Umfang bis auf das Zehnfache vergrößern! In der Hauptsache saugen die Ballaststoffe Flüssigkeit auf, ein Umstand, der den Darminhalt gleitfähig macht. Zum anderen vermögen sie aber auch Schadstoffe und Darmgifte an sich zu binden, die auf diese Weise aus dem Körper transportiert werden. Überdies bilden Ballaststoffe einen besseren Nährboden für die lebenswichtigen Darmbakterien und reizen schließlich noch die Darmwände und regen sie dadurch zu verstärkter Eigenbewegung an.

30. Kapitel

Wechseljahre

Männer bleiben nicht verschont

Im Zuge des biologischen Alterungsprozesses kommen Frauen wie Männer etwa zwischen dem 45. und 50. Lebensjahr in die Wechseljahre. Frauen macht dieser Wechsel nahezu immer mehr zu schaffen als Männern, denn die Übergangsphase vollzieht sich mit dem allmählichen Versiegen der Monatsblutungen wesentlich dramatischer. Männer haben jedoch, und dies wird von Andrologen (Andrologie = Männerheilkunde; Gegensatz: Gynäkologie = Frauenheilkunde) immer wieder bestätigt, mit den gleichen unangenehmen Begleiterscheinungen zu kämpfen. Dazu gehört vor allem die sogenannte ›fliegende Hitze‹. Es handelt sich um spürbare Wallungen in den Blutgefäßen, die sich infolge einer nervlichen Instabilität deutlich erweitern. Man braucht gar nicht in einen Spiegel zu schauen, um zu wissen, daß man urplötzlich wie ein Schulmädchen oder ein Schulbub rot anläuft.

Eines der bewährtesten Mittel gegen Hitzewallungen und Schweißausbrüche in den Wechseljahren sind Tropfen aus der nordamerikanischen Blutwurzel. Wenn Sie regelmäßig dreimal zehn Tropfen täglich auf der Zunge zergehen lassen, können Sie sich auch gegen die übrigen Beschwerden der Wechseljahre eine deutliche Besserung verschaffen. Die Palette der mehr lästigen als gefährlichen Unpäßlichkeiten ist leider recht vielfältig und reicht von allgemeiner Nervosität, leichter Ermüdbarkeit, Mattigkeit

So
finden Sie die
Generalpunkte

Stützen Sie beide Hände in die Hüften, und zwar
so, daß die Daumen nach vorn zu liegen kommen.
Die Daumenkuppen ruhen dann genau auf dem
Darmbeinkamm, den man deutlich fühlen kann.
Wenn Sie die Mittelfinger nun zur Rückenmitte
schieben, läßt sich der Übergang von der Wirbelsäule zur sogenannten Kreuzbeinplatte ertasten
(fünf Wirbelkörper sind hier ›zusammengeschmolzen‹). Etwa eine Handbreit tiefer, also
am Ende der Kreuzbeinplatte, liegen die
ersten beiden Kreuzbeinlöcher, die mit Mittel- oder
Zeigefinger stimuliert werden sollen.

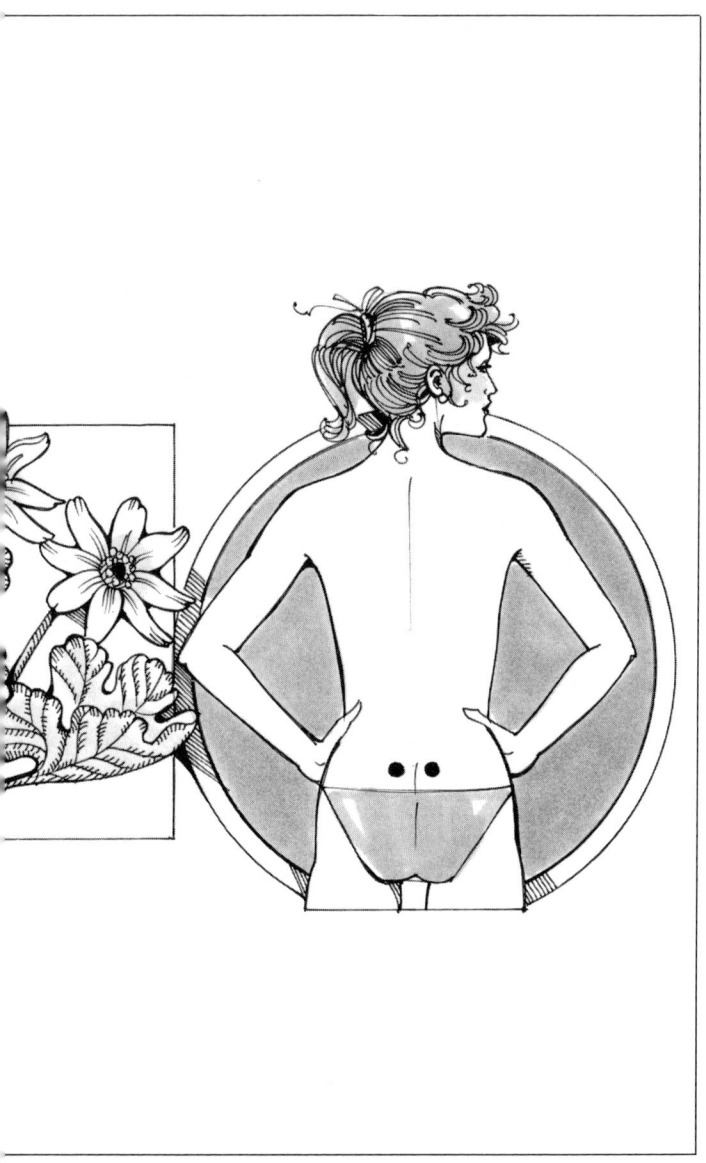

und depressiven Verstimmungszuständen über Reizbarkeit, Schlaflosigkeit und Herzklopfen bis zu Magen-Darm-Störungen, Kribbeln und Taubheitsgefühl in Händen und Füßen, sowie häufiges Wasserlassen und Harndrang.

Es ist keine Frage, daß man sich bei derlei zahlreichen Mißempfindungen nicht immer auf dem Damm fühlt. Und Sie brauchen auch überhaupt keine Gewissensbisse zu haben, wenn Sie damit zum Arzt gehen, denn der Doktor hat ganz gewiß Verständnis dafür und wird Ihnen immer mit Rat zur Seite stehen. Und doch sollten Sie mit der Einnahme irgendwelcher Tabletten zurückhaltend sein. Denn Wechseljahrbeschwerden sind nicht krankhaft, sondern eine natürliche Erscheinung.

Wenn's ganz schlimm kommt, wird der Frauenarzt eine Östrogen-Therapie vorschlagen. Nach dem Stand der wissenschaftlichen Erkenntnisse darf man solcher Behandlung auch aus naturheilkundlicher Sicht heute durchaus zustimmen. Wer darauf verzichten kann – desto besser. Möglicherweise kommen Sie mit der Homöopressur ja auch über die Runden. Das homöopathische Mittel kennen Sie bereits. Der zweite Schritt der Kombinationstherapie ist die ›Pressur‹ von bestimmten Punkten, die im jahrtausendealten Erfahrungsschatz der fernöstlichen Medizin empfohlen werden: Sie liegen am Ende der Wirbelsäule auf der sogenannten Kreuzbeinplatte. Massieren Sie die beiden Punkte tagsüber mehrmals für mindestens zwanzig Sekunden, legen Sie dabei den Kopf in den Nacken und dehnen Sie die Wirbelsäule weit nach hinten – Sie werden über die wohltuende Wirkung auf das Allgemeinbefinden erstaunt sein.

Auch folgende Dinge helfen Frauen, um Wechseljahrbeschwerden erträglicher zu machen:

* Tee aus der Traubensilberkerze (einen halben Teelöffel des getrockneten, zerkleinerten Wurzelstocks über Nacht mit einer Tasse kaltem Wasser ansetzen, morgens zum Sieden bringen, abseihen und täglich eine Tasse trinken).

* Bei krampfhaften Unterleibsbeschwerden: Sitzbad von 39 Grad mit einem Schafgarben-Zusatz (eine Handvoll des getrockneten Krautes auf einen Liter kochendes Wasser, zehn Minuten ziehen lassen und nach dem Abseihen dem Badewasser zusetzen).
* Morgengymnastik mit Atemübungen.
* Längere Spaziergänge in frischer Luft und nach Möglichkeit eine Stunde Mittagsruhe tragen erheblich zum allgemeinen Wohlbefinden bei.

Das Mittel gegen Wechseljahrbeschwerden: Sanguinaria

Bei den nordamerikanischen Siedlern galt ein Tee aus der Blutwurzel schon vor hundert Jahren als probates Hausmittel gegen Erkältungskrankheiten. Arzneimittelprüfungen haben später ergeben, daß die Inhaltsstoffe, wie verschiedene Alkaloide, die Chelidonsäure und das sogenannte Sanguinarin, aber ganz besonders gegen Wechseljahrbeschwerden helfen. Das homöopathische Mittel ist unter der botanischen Bezeichnung ›Sanguinaria D 3-Tropfen‹ in Apotheken erhältlich.

Die Arznei wirkt besonders gut, wenn Hitzewallungen und Schweißausbrüche von einem ›brennenden Gefühl an Händen und Füßen‹ begleitet werden.

Übersicht über die Homöopressur-Mittel		Anwendungsgebiet
	1	Allergie, Hautjucken
	2	Asthma
	3	Blasenleiden
	4	Depr. Verstimmung
	5	Durchblutungsstörung
	6	Erkältungskrankheit
	7	Gallensteine
	8	Gicht
	9	Gürtelrose
	10	Hämorrhoidalleiden
	11	Herzkrampf
	12	Herzrhythmusstörung
	13	Husten
	14	Krampfadern
	15	Kreislaufbeschwerden
	16	Leberleiden
	17	Magen-Darm-Geschwüre
	18	Magenverstimmung
	19	Mandelentzündung
	20	Migräne
	21	Regelschmerzen
	22	Reisedurchfall
	23	Rheuma
	24	Schlaflosigkeit
	25	Schulter-Arm-Syndrom
	26	Schuppenflechte
	27	Schwindel
	28	Übergewicht
	29	Verstopfung
	30	Wechseljahrbeschw.

Generalmittel	Homöopathische Bezeichnung
Galphimiatropfen	Galphimia glauca D 4
Ammi-Tropfen	Ammi visnaga Urtinktur
Span. Fliege-Tropfen	Cantharis D 6
Ingnatiusbohnentropfen	Ignatia amara D 6
Mutterkorntropfen	Secale cornutum D 6
Sonnenhuttropfen	Echinacea Urtinktur
Schöllkraut-Tropfen	Chelidonium D 2
Bärlapptropfen	Lycopodium D 3
Seidelbast-Tropfen	Mezereum D 4
Hamamelistropfen	Hamamelis Urtinktur
Kaktustropfen	Cactus grandiflorus D 2
Adonisröschentropfen	Adonis vernalis D 4
Zaunrübentropfen	Bryonia dioica D 3
Kastanientropfen	Aesculus Hippocastanum D 2
Nieswurztropfen	Veratrum album D 6
Mariendisteltropfen	Carduus marianus Urtinktur
Wismutnitrat-Tabletten	Bismutum subnitricum D 2
Spießglanztabletten	Antimonium crudum D 4
Quecksilbertabletten	Mercurius bijodatus D 6
Schwertlilientropfen	Iris versicolor D 2
Schneeballtropfen	Viburnum opulus Urtinktur
Aloetropfen	Aloe D 4
Giftsumachtropfen	Rhus toxicodendron D 4
Hafertropfen	Avena sativa Urtinktur
Mädesüßtropfen	Spiraea ulmaria Urtinktur
Stechwindetropfen	Sarsaparilla D 2
Kockelskörnertropfen	Cocculus D 6
Blasentangtropfen	Fucus vesiculosus Urtinktur
Tonerdetabletten	Alumina D 3
Blutwurzeltropfen	Sanguinaria D 3

Literaturhinweise

Akupunktur

Cerney, J. V.: Akupunktur ohne Nadeln, Verlag Hermann Bauer KG, Freiburg 1975

Chaitow, Leon: Schmerzbehandlung durch Akupunktur, Richard Pflaum Verlag, München 1978

Ewald, Dr. med. Hans: Akupunktur für Jeden, Econ-Verlag, Düsseldorf und Wien 1979

Jiu, Zhen: Akupunktur und Moxibustion, Richard Pflaum Verlag KG, München 1974

Karsten, Uwe: Elektroakupunktur, Econ-Verlag, Düsseldorf und Wien 1981

König, Dr. med. Georg und Wancura, Dr. med. Ingrid: Einführung in die chinesische Ohrakupunktur, Karl F. Haug Verlag, Heidelberg 1985

Manaka, Yoshio und Urquhart, Ian A.: The Layman's guide to Acupuncture, John Weatherhill, Inc., New York und Tokio 1980

Schnorrenberger, Dr. med. Claus C.: Stechen und Brennen, Hippokrates Verlag, Stuttgart 1976

Tit Sang, Dr. Leung: Akupunktur und Räucherung mit Moxa, Drei Eichen Verlag, München 1954

Zulla, Dr. med. H.: Akupunktur in Einzeldarstellungen, Band I und II, Karl F. Haug Verlag, Heidelberg 1974

Akupressur und andere Druckpunktverfahren

Bahr, Dr. med. Frank: Akupressur, erfolgreiche Selbstbehandlung bei Schmerzen und Beschwerden, Mosaik Verlag, München 1976

Glogowski, Georg: Die ›Selbstmassage‹ und Selbstanwendung medizinischer Bäder und Kneipp'scher Verfahren, J. F. Lehmanns Verlag, München 1966

Kappstein, Stefan: An-mo, Die chinesische Mikromassage, Hermann Bauer Verlag, Freiburg 1981

Markert, Christopher: Yin/Yang, Econ Verlag, Düsseldorf und Wien 1983

Meng, Dr. med. Chao-Lai und Exel, Dr. med. Wolfgang: Die Heilkunst der Chinesen, Verlag Orac, Wien 1986

Namikoshi, Tokujiro: Shiatsu, Heilung durch die Fingerspitzen, Albert Müller Verlag, Zürich, Stuttgart, Wien 1982

Ohashi, Wataru: Shiatsu, die japanische Fingerdrucktherapie, Verlag Hermann Bauer, Freiburg 1983

Palos, Stephan: Chinesische Heilkunst, Delp'sche Verlagsbuchhandlung, München 1963

Porkert, Prof. Dr. Manfred: Die chinesische Medizin, Econ-Verlag, Düsseldorf und Wien 1982

Schnorrenberger, Dr. med. Claus C.: Chen-Chiu, das neue Heilprinzip, Aurum Verlag, Freiburg 1975

Schoeler, Dr. med. Heinz: Die Weiheschen Druckpunkte, Karl F. Haug Verlag, Heidelberg 1982

Serizawa, Katsusuke: Tsubo, Gesundheitspunkte fernöstlicher Therapie, WBV Biologisch-Medizinische Verlagsgesellschaft, Schorndorf 1979

Ulrich, Dr. med. Wolf: Schmerzfrei durch Akupressur und Akupunktur, Econ-Verlag, Düsseldorf und Wien 1975

Homöopathie

Beuchelt, Dr. med. Hellmuth: Konstitutions- und Reaktionstypen in der Medizin mit Berücksichtigung ihrer therapeutischen Auswertbarkeit in Wort und Bild, Karl F. Haug Verlag, Heidelberg 1971

Boericke, Prof. William: Homöopathische Mittel und ihre Wirkungen, Verlag Grundlagen und Praxis, Leer 1973

Braun, Dr. Artur: Methodik der Homöotherapie, Verlagsbuchhandlung Johannes Sonntag, Regensburg 1975

Deutsche Homöopathie Union (Herausgeber): Homöopathisches Repetitorium, Karlsruhe 1983

Deutsche Homöopathie Union (Herausgeber): Homöopathisches Arzneimittelverzeichnis, DHU Arzneimittel GmbH, Dortmund 1976

Eichsteller, Wilhelm: Der praktische Homöopath, Schroeder Verlag, Eschwege 1975

Enders, Prof. Dr. med. Norbert: Hausapotheke für den homöopathischen Patienten, Karl F. Haug Verlag, Heidelberg 1986

Hess, Dr. med. Walter: Homöopathische Hausapotheke, Hippokrates Verlag, Stuttgart 1984

von Keller, Dr. med. Georg und von Fimelsberg, Dr. med. Künzli (Herausgeber): Kent's Repertorium der homöopathischen Arzneimittel, Band I, II und III, Karl F. Haug Verlag, Heidelberg 1961

Mezger, Dr. med. Julius: Gesichtete homöopathische Arzneimittellehre, Band I und II, Karl F. Haug Verlag, Heidelberg 1977

Nash, Dr. med. E. B.: Leitsymptome in der homöopathischen Therapie, Karl F. Haug Verlag, Heidelberg 1972

Rehm, Dr. med. E.: Homöopathisches Laienbrevier, Paracelsus Verlag, Stuttgart 1976

Ritter, Prof. Dr. med. Hans: Homöopathische Propädeutik, Hippokrates Verlag, Stuttgart 1972

Ritter, Prof. Dr. med. Hans: Aktuelle Homöopathie, Hippokrates Verlag, Stuttgart 1962

Schilsky, Dr. med. Benno: Homöopathiefibel für Ärzte, Karl F. Haug Verlag, Heidelberg 1969

Schlegel, Dr. Martin: Stauffers homöopathisches Taschenbuch, Karl. F. Haug Verlag, Heidelberg 1970

Zimmermann, Dr. med. Walther: Homöopathische Arzneitherapie, Verlagsbuchhandlung Johannes Sonntag, Regensburg 1974

Literatur vom Verfasser

Rückert, Ulrich: Magnete, die den Schmerz besiegen, Goldmann Verlag, München 1982

– : Das Wochenende für die Gesundheit, Frech Verlag, Stuttgart 1983

– : Vitamine und Mineralstoffe. Die Bausteine für Ihre Gesundheit, Ariston Verlag, Genf 1985

– : Dr. Schüßlers Hausapotheke, Delphin Verlag, München 1985

– : Gesund ohne Pillen, Econ-Verlag, Düsseldorf 1985

– : Doktor Natur, das Lexikon der sanften Medizin, Ariston Verlag, Genf 1986

– : Medizin, die nichts kostet. Ein Kneipp-Buch für Menschen von heute, Ariston Verlag, Genf 1987

Register

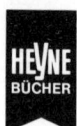
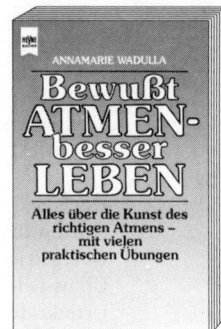
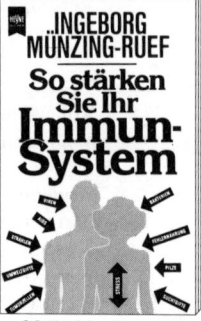
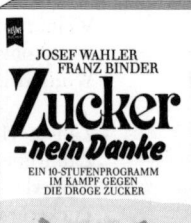
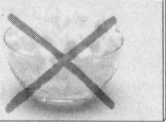
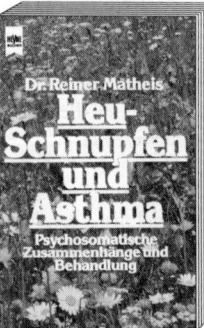